ÜBER DEN

ANTHEIL DER PSYCHE AM KRANKHEITSBILDE DER CHOREA.

INAUGURAL-DISSERTATION

der

MEDICINISCHEN FACULTÄT ZU STRASSBURG

zur

ERLANGUNG DER DOCTOR WÜRDE

vorgelegt von

KARL VON DEN STEINEN.

STRASSBURG,
KARL J. TRÜBNER.
1875.

Gedruckt mit Genehmigung der medicinischen Facultät
zu Strassburg.

Juli 1875.

Referent: Prof. Dr JOLLY.

SEINEM LIEBEN VATER.

Gibt es eine Psychose der Chorea? Es hat seine Schwierigkeit, mit flüssigen Begriffen zu operiren. Unter Chorea verstehe ich kurzweg die bekannte Krankheitsform der Chorea minor und will an ihrer gewöhnlichen Definition nicht weiter zerren, nur fragen, ob dieselbe eine Psychose so eng einschliesst, wie Arndt [1]) diess in einem Aufsatze « Chorea und Psychose » ausgeführt hat.

Was aber ist der Begriff einer Psychose? Die Antwort Anomalie des Gehirns in seinen Functionen des Vorstellens und Wollens involvirt seine Dehnbarkeit.

Denn da jene Functionsanomalie nicht bloss dort existirt, wo die Erkenntniss einer Anomalie des Organs unserer jetzigen Technik zugänglich ist, also die Umgrenzung des Begriffs Psychose nicht rückwärts vom Sectionsbefund abhängig gemacht werden kann, wird unserem Maasse, das sich an das Studium der Function wenden muss, der übrigen, von der Anatomie control-

---

1) Dr. Rudolf Arndt « Chorea und Psychose. » — Arch. f. Psych. I. 1869.

lirten Pathologie entgegen, ein absoluter Werth entzogen. Obgleich für die Beurtheilung der praktisch-klinisch in Betracht kommenden Zustände wohl immer ausreichend, ist es relativ und darum oft mit einer gewissen Subjectivität behaftet. Wenn es alle Uebergänge von tiefster Depression bis zur höchsten Exaltation, von pflanzlicher Stupidität bis zur windigsten Speculation gibt, so liegt das Normale zwischen den krankhaften Extremen in der Mitte; wir haben eine Scala, auf der sich Gesundheit an Anfang und Ende mit Krankheit berührt. Wären beide freilich nicht dieselben Gegensätze wie Kälte und Wärme, stände es besser um unser kritisches Bestreben. Nun aber ruft der Eine kalt, der Andere warm, der Eine darf noch in der Breite des Gesunden suchen, was dem Anderen bereits krank dünkt, — so mag ich in crassem Optimisimus oder Pessimismus der Männer, in geschmackloser Modesucht der Frauen epidemische Krankheitszustände sehn, — würde aber doch entschiedene Opponenten finden, welche höchstens den noch dem Bereich der Gesundheit angehörigen Ausdruck Geistesschwäche erlauben wollen. Keiner hat Unrecht: denn von der Schwäche ist es gleich weit zur Gesundheit und zur Krankheit.

Dass die nur graduellen, quantitativen Unterschiede zwischen dem Normalen und dem Abnormen sich in ihrer äusseren Erscheinung so entgegengesetzt, so scheinbar qualitativ anders verhalten können, wird erklärlicher, wenn man bedenkt, dass sich der Fall bei den Nerven, welche Functionen an der Peripherie vorstehn, ganz analog wiederholt. Da bemerken wir, wie der constante Strom zuerst Anämie, bald aber Hyperämie der Haut erzeugt, da erfahren wir, dass diesselbe Digitalis, welche die Herzaction in kleinen Dosen kräftigt, sie in grösseren immer mehr schwächt, u. s. w., kurz, wir finden, dass Lähmung und Reizung, obwohl sie durch das Stadium der normalen Thätigkeit in einander übergehn, entgegengesetzte Wirkungen äussern. In Wahrheit aber sind sie doch nur graduell verschiedene Zustände der Bewegung, und wir bezeichnen die weit auseinander liegenden wie Höhe und Tiefe der Töne als entgegengesetzte.

Dieselbe Relativität unserer Bestimmungsmethode zeigt sich also auch bei der Frage, wo die Anwendung des Namens Psychose beginnt. Sicherlich sollte sie ebensowenig bei der Bevölkerung der Irrenanstalten beginnen, als sonst nur diejenigen « Patienten » zu heissen verdienen, die in ärztliche Behandlung gelangen, obwohl des Anatomen Material dort wie hier ergiebiger blüht.

Nein, nicht so unendlich unrichtiger als bloss unter denjenigen, welche bereits im Irrenhause sind, die Geisteskranken zu begreifen, wäre es, bloss denjenigen Geistesgesundheit zu vindiciren, welche noch nicht darin sind.

Es handelt sich um Anomalieen des Vorstellens und Wollens, wovon das Normalmass zu fixiren im Allgemeinen unmöglich ist, — im Allgemeinen, — sobald man sich jedoch der Einzelfälle erinnert, erhellt sofort, dass es mit der Subjectivität und Relativität unserer Definition durchaus nicht so schlecht aussieht.

Hier gedenke ich eines Falles aus der Strassburger Klinik. Eine Frau besitzt, ohne durch Hallucinationen irregeführt zu sein, ein System von Wahnideen, deren einzelne schliesslich nichts als verbreitete Irrthümer oder ihre Consequenzen sind, — für ihre Einsicht ist der Glaube an Hexenkünste und Zauberspuk keine Wahnidee — der Anschauung — man hört sie aussprechen — welche den Verhältnissen nach uncorrigirbare, ihnen folgerichtig entsprungene Irrthümer als echte Wahnideen proclamiren wollte, würde wohl nur die eigene Person als nicht verrückt übrig bleiben; — aber jene Frau ist seit der Zeit geisteskrank, ihre Wahnideen im psychologischen Sinn sind seit der Zeit Wahnideen im psychiatrischen Sinn geworden, wo sie, unter dem Einflusse ihrer speciellen Schicksale nunmehr in den Vordergrund gezogen, das übrige Denken zurückdrängten, dessen Selbstständigkeit mehr und mehr beschränkten und endlich in ihrem ganzen geistigen Eigenthum und Interesse fast allein noch schalten.

Da es auf den falschen Inhalt der überwuchernden Ideen gar nicht ankömmt, will ich einen Patienten anführen, der sich grade an ihre Wahrheit, womöglich wissenschaftliche Geltung so fest anklammert, den Hypochonder. Er bewegt sich zwar mit oft maassloser Freiheit im grossen Reich der Möglichkeiten, allein er hat ja Recht, weil er unwiderleglich ist. Ist nun ein Candidat der Medicin, der sich in hypochondrischer Weise bei einem Bronchialcatarrh schon um die unausbleibliche Tuberculose, um den drohenden fœtid gangränösen Zerfall der zukünftigen Cavernen ängstigt, schon geisteskrank? — Vielleicht noch nicht, vielleicht prädisponirt er nur, und hat er von seinem Interesse für die Lungenkrankheiten eher Nutzen als Nachtheile, — aber die Hypochondrie ist nichtsdestoweniger eine Psychose. Sie wird es, sobald die ihr zu Grunde liegende G e m ü t h s richtung, — diese nämlich ist ihr bedenkliches Charakteristicum — sich « breit macht » und den Menschen aus seiner gesunden, d. i. froh bewussten Lebenserfüllung zu ihrem einsamen, unerquicklichen Pfade dauernd zieht.

In beiden Fällen ist die Berechtigung, eine Psychose anzunehmen, wesentlich in der U m ä n d e r u n g der psychischen Beschaffenheit z u e i n e r a b n o r m e n gefunden, welche unter irgend welchen Einwirkungen sich ausbildet und haftet. Ich habe diesen Punkt nicht um der Einleitung willen so ausführlich erörtert, sondern es gethan, weil er der Kernpunkt meines Themas ist und klar liegen muss.

Auch in der Chorea begegnen wir einem Zustande des Characters, der in den meisten Fällen aus den Grenzen allgemein normaler wenn nicht Berechtigung, doch Existenzfähigkeit nicht unbedingt heraustritt, aber insofern als er auf krankhafter Reizbarkeit beruht, eine Umänderung für das Individuum zum Abnormen darstellt und in einer erheblichen Anzahl von Fällen auch zu unbestreitbarer, den strengsten Anforderungen genügender Geistesstörung ausartet. — Ist nun keine Chorea ohne Psychose? Dass sie eine Gehirnaffection ist, halte ich für fast unzweifelhaft, und ich glaube, dass es beim Ueberblick aller Fälle mit allen ihren Aeusserungsformen weitaus am besten in Einklang steht, sie aufzufassen als eine Affection der gesammten motorischen Sphäre, inclusive also ihrer psychischen Parthie, welche sich an der Peripherie mit der diagnostisch entscheidenden Erscheinung der unwillkürlichen Muskelunruhe abspielt, — glaube ferner, es sei für den Einzelfall einerlei, ob der Name «Psychose» eclatant passt, wichtig nur, dass eine Gehirnaffection vorliegt. Letzteres möchte ich mit der Ansicht begründen, dass in seiner ferneren Abgrenzung der Begriff Psychose nach seiner Anwendung für Praxis und für Theorie, damit beiden genug geschehe, auseinander gehalten werden darf oder muss.

Practisch greift der Ausdruck Psychose die bestimmte Entwicklungsstufe des Leidens auf, wo es das richtige Verhältniss der Psyche zur ordnungsgemässen Gewohnheit des Lebens störend in ein, — man kann beinahe sagen — unerlaubtes umwandelt — theoretisch aber ist nicht die Stufe, sondern die Entwicklung entscheidend und ist der Gebrauch der

Bezeichnung schon gerechtfertigt, wenn sich in jedem Einzelfall die Anlage deutlich erweist, die in den meisten Fällen eine evidente psychische Alteration, in nicht wenigen ein ihr entsprechendes Irresein geworden ist, und wenn folglich mit dem Gebrauch der Gewinn erreicht wird, dass man eine grosse, einheitliche Zusammenfassung nur gradatim im Sinne des Leidens verschiedener Krankheitsabstufungen — hinauf zu den exorbitanten Geistesstörungen und hinunter zu den noch leichten Abweichungen vom normalen Verhalten in zwangloser Weise aus der Summe der Thatsachen abzuleiten im Stande ist.

Wohl verstehe ich, dass eine derartige Deduction nicht zwingenden Werth vertritt. Leider bewegt sie sich auf dem Gränzgebiet, an welches sowohl die specialistische Psychiatrie als auch die Hirnpathologie der Gesammtmedicin Anspruch erheben. In den Lehrbüchern wird darum die Krankheit dort mit vorwiegendem Interesse für ihre psychischen Abnormitäten, hier mit hauptsächlicher Betonung der Muskelstörung abgehandelt.

Wer das Bedürfniss verknüpfender Verallgemeinerung hat, der wird sich schwer entschliessen, die zahlreichen Handhaben zu verschmähen, welche, sobald die psychische Affection hervorgehoben wird, zu vielseitiger Verbindung verlockend einladen, — wer dagegen stets streng und allein systematisirend zu Wege geht, begnügt sich die Chorea unter die Gehirn- und Rückenmarkskrankheiten oder allgemeinen Neurosen, je nach seiner Ansicht, einzureihen, — kurz Standpunkt richtet sich gegen Standpunkt, jener sucht das Princip der natürlichen, dieser besitzt das Princip der künstlichen Eintheilung; schreitet jener mehr vorwärts, steht dieser um so sicherer.

Die Geschichte der Ansichten über die Chorea zu geben, ist glücklicher Weise nicht meine Aufgabe.

Es darf kaum bezweifelt werden, dass bezüglich keiner anderen Krankheit ein so entsetzlicher Wirrwarr der Meinungen geherrscht hat. Bücher und Bände könnten damit ausgefüllt werden, und das eine Buch, welches mit staunenswerthem, unbedingt jahrelangem Fleiss diese Geschichte gebracht hat, Wickes [1]) Monographie, wird Jedem, der es zum ersten Male in die Hand nimmt, die Ueberzeugung von besagter Verwirrung regelrecht bis zur eigenen Verwirrung zu Gemüthe führen.

Wicke sucht — der Zweck seiner Arbeit — eine energische Trennung zwischen dem grossen Veitstanz und der unwillkürlichen Muskelbewegung, dem kleinen Veitstanz, zu rechtfertigen, und, was uns dabei zunächst interessirt, lässt «das Geistige wesentlich und primär niemals, höchstens nur secundär» in letzterem leiden. Es fragt sich eben, ob diese Methode, immer bestimmt eine Primäraffection des Geistigen oder des Körperlichen zu statuiren, bis zum letzten Ende durchführbar ist, ob der innigste Zusammenhang sich immer gefügig in ein principielles Nacheinander auflösen wird. Meinem unmassgeblichen Privatglauben nach spukt in solcher Tendenz noch ein Schatten von jenen dualistischen Anschauungen, welche der modernen Klarheit mehr und mehr zu entschwinden beginnen. — In der That ist es betreffs der psychischen Affection merkwürdig und interessant, bei Wicke die Menge der sich in dem Punkte oft so ganz unversöhnlich widersprechenden Beobachtungen zu lesen, dass man fast den einzigen Rettungsweg aus dem Chaos im Autoritäts- oder Majoritätsschwören erblicken möchte, wenn die Erklärung nicht besser in der schwankenden Unsicherheit der Begriffe gesucht würde.

---

1) Dr. E. C. Wicke. Versuch einer Monographie des grossen Veitstanzes und der unwillkürlichen Muskelbewegung. 1844.

Ausgezeichnet durch systematische Einheitlichkeit präsentirt sich die Ansicht Arndts in dem erwähnten Aufsatze. Wie sich der Zusammenhang der Seelenstörung bei der Katalepsie und der ektatischen Regungslosigkeit allgemeinerer Anerkennung erfreut, ist Arndt bestrebt, ihn für die choreaartigen Zustände in ähnlicher Bedeutung nachzuweisen.

In mancher Beziehung ist er später von L. Meyer [1]) unterstützt und bestätigt worden, auf dessen Beitrag ich im Folgenden noch zurückkommen muss.

Am nächsten steht wohl Arndt von den früheren Bearbeitern der Frage Wunderlich [2]), der die Chorea unter die Gehirnkrankheiten rechnet, die psychische Alteration in derselben sehr betont und die Trennung von kleinem und grossem Veitstanz zurückweist, — den vorwiegendsten Gegensatz zu der Arndt'schen Theorie vertritt Romberg [3]). Dieser behandelt die Krankheit bei der Gruppe der spinalen Krämpfe, zu denen er in gleich einseitiger Weise auch die Hysterie zählt. Sie ist ihm eine Affection des Rückenmarks als des Apparates, welcher die Erregung zu bestimmten Arten der Bewegung möglich macht. Unabhängig vom cerebralen Einflusse, durch die vom Willen intendirten Bewegungen an Heftigkeit zunehmend und deren Vollziehung mehr oder minder störend sind «combinirte Bewegungen einzelner oder mehrerer Muskelgruppen» die Grundzüge des Leidens. «Psychische Störungen machen sich, ausgenommen bei Complicationen,» nicht einmal als Complicationen, — «nicht bemerkbar.»

---

1) Prof. Ludw. Meyer «Chorea und Manie.» — Arch. f. Psych. II. 1870.

2) Wunderlich. Handbuch d. Pathol. und Therapie. III. Stuttg. 1854.

3) Romberg. Pathol. d. Sensib. und Motilit. Neurosen 1867.

Nur in der Aetiologie, um auf diese gleich überzugehn, spricht sich Romberg nicht so ungünstig aus. Gemüthsaffecte bezeichnet er, vorzüglich Schreck als die fruchtbarsten Anlässe, welche die Chorea zuweilen schnell hervorriefen. Auch scheinen die Furcht nicht ganz selten, sehr selten Aerger und Zorn ursächliche Momente zu sein.

Wenn der Procentsatz auch nicht nach Bedingfields [1]) Erfahrung, welcher von 40 Fällen die weitaus meisten durch Schreck entstehen sah, zur allgemeinen Zahl berechnet werden könnte, ist doch eine so entschiedene Häufigkeit dieser Gelegenheitsursache ausgemacht, dass sie sehr deutlich auf eine mindestens nahe, leicht vermittelte Beziehung der Chorea zur Psyche hinweist, und solchem Zusammenhang mit der Erkrankung die Fälle von Sistirung der Magensaftsecretion, von Auftreten eines Icterus, etc., nicht vergleichbar sind.

Freilich ist der Schreck doch von Einigen für ein rein zufälliges Moment gehalten worden, vielleicht in der Art wie er z. B. Fracturen hervorzurufen vermag. Eine Dienstmagd, die im ersten Stockwerk die Fensterscheiben putzt, erschrickt, stürzt auf die Strasse; kein Wunder, wenn ein solider Knochen sich das nicht gefallen lässt, — stürzt sie bloss in die Stube, warum soll so etwas sich nun grade das Rückenmark gefallen lassen? Später wäre sie doch dann an Chorea erkrankt. — Natürlich soll die Disposition nicht geläugnet werden, alle Krankheiten entwickeln sich nur auf ihrer Basis, während nicht disponirte Individuen gleichen Ursachen widerstehen, — im Gegentheil, wo ein Schreck den Veitstanz zu erzeugen im Stande, ist darin

1) The Edinb. med. and. surg. Journ. Vol. XII. 1816. p. 490.

eingeschlossen, dass Disposition vorhanden war; das Gemüthsleben muss in abnormen Grade der Agitation fähig gewesen sein, sich in einem krankhaft labilen Zustande befunden haben. Sei dieser Zustand Disposition, wesshalb wäre der Schreck nicht ihre Potenz, die in einem Schlage leistet, was jene langsam heranführt? Es ist dann immer noch mehr und etwas Anderes als zufällige Beigabe.

So kann man die Wirkung des Schrecks von der Disposition ableiten, oder er, was schliesslich auf dasselbe hinausläuft, als Reflex verstanden werden.

Die Aetiologie der Schwangerschaft erklärt Romberg im Einklang mit seiner Auffassung durch einen von Seiten des Geschlechtsapparates ausgelösten Reflexreiz. Wenn hinzukömmt, dass die Chorea gravidarum nach Romberg in der kleinen Angabe der Fälle, nach Hasse [1]) fast ausnahmslos bei Individuen auftritt, die früher an Chlorose oder schon einmal in jüngeren Jahren an Chorea gelitten hatten, so ist nicht einzusehn wozu man eines Reflexreizes bedarf, da sich unter dem allgemeinen Gesichtspunkte eines widerstandsunfähigeren Zustandes die Schwangerschaft neben die übrigen Momente als Anämie, Pubertätsperiode, Reconvalescenz von schweren Leiden, einfach nebenordnet.

In solchen Stadien ist der Schreck eben auch nur ein Reflex auf dispositioneller Grundlage: «Das Gehirn ist aber auch ein grosser Reflexapparat, wo von allen wie immer beschaffenen Erregungsständen Bewegungsimpulse angeregt werden. Auch hier finden zum Theil noch einfache, unmittelbare Reflexe von Sinnesreizen auf Muskelcontractionen, doch meist schon sehr umfassender Natur (Zusammenfahren) statt.» (Griesinger.)

---

1) Virchows Handb. d. spec. Path. und Ther. IV. Bd. I. Abth. v. K. E. Hasse. 1855.

Das weibliche Geschlecht ist mehr zur Chorea disponirt, — Anämie ist die häufigste Aetiologie, — lassen sich diese beiden unzweifelhaften Momente nicht gerade mit Rücksicht auf die Psyche gut vereinigen? So bestimmt das weibliche Geschlecht andauernde Krankheiten geduldiger erträgt als das männliche, so bestimmt ist es, was damit durchaus nicht im Widerspruch steht, dem Augenblick gegenüber labilerer Natur als wir, disponirter für seine Schwankungen. Man vergleiche nur die Loge der maniakalischen Männer mit ihrem Pendant auf der Frauenabtheilung; dort die ausbrechende Wuth fast immer auf Einzelne beschränkt, hier aber Sturm allenthalben, sobald eine Einzige das Signal gibt.

Wo sich eine Krankheit mit ausgeprägter Einseitigkeit zum einen Geschlechte hinüberneigt, müssen auch allgemeine Unterschiede der Geschlechter das erklären. Eclatanter wird dies beleuchtet, wenn es von hieraus recht begreiflich erscheint, warum die hypochondrische Verdrossenheit und Verbitterung so selten den Frauen, die hysterische Empfindlichkeit und Launenhaftigkeit den Männern so selten eigen sind. Bei dem Hypochonder unterhält die geistige Intention gerade den physischen Zustand, während sie bei der Hysterischen durch denselben unterdrückt wird, — ein Contrast der Bilder, welcher aus der Wesensverschiedenheit resultirt. Frauen werden — unbedingt wenigstens nach dem Urtheil der Ehemänner — meist durch Stimmungen, seltener durch Gründe geleitet, denen jene an Einfluss übergeordnet sind, und hierdurch ist ihr Verhalten zu allen Eindrücken in besonderer Weise gekennzeichnet. Ausarten zum kranken wird aber jeglicher Character nur in der Richtung, welche im gesunden vorwaltet; der Kranke Mensch ist ein veränderter, kein anderer, so lange wenigstens die Störung noch erst zu den Graden vorgeschritten ist, von denen sich die Entfernung zur Norm noch zurückmessen lässt. Nur diese meine ich natürlich.

Es ist darum, wie auch heute allgemein geschieht, viel haltbarer, wenn man bei der Betrachtung der Form des hysterischen Irreseins nicht bloss die kranke Psyche immer von Veränderungen des Geschlechtsapparates aus erklärt — sind oft genug gar nicht vorhanden —, sondern sie in der Besonderheit ihrer Erscheinung directer als Veränderung derjenigen gesunden Psyche beurtheilt, wie sie sich bei den Geschlechtern den allgemeinen Zügen nach je in besonderer Art entwickelt hat, — und zwar entwickelt hat so, dass unter anderen Momenten die Verschiedenheit des Geschlechtslebens eine grosse Rolle spielt.

Diesem Standpunkt gelingt es vielleicht die Disposition der Frauen gerade für das Krankheitsbild der Hysterie, die der Männer für das von ihm so mannigfach abweichende Wesen der Hypochondrie, endlich die des weiblichen Geschlechts auch für unsere Chorea begreiflich zu machen, obgleich sich das Verhältniss hier nicht so einseitig wie dort erweist, weil — nicht zu vergessen — die Chorea mit Vorliebe in den Entwicklungsjahren auftritt.

Das eigentliche Charakteristicum der choreischen Psychose liegt nämlich in einer reizbaren Schwäche des Gemüths, einer Ausartung, von der man wohl behaupten darf, dass sie im Ganzen und Grossen der weiblichen Natur, der weniger logisch in sich befestigten, näher liege. Mit ihr ist das Arndt'sche Postulat an eine Psychose gegeben, sobald sie sich als constantes Symptom und deutliche Vorstufe zu den Fällen mit hochgradiger Geistesstörung erweist, und wenn nun nach den meisten Autoren ein bedeutendes Bruchtheil der Patienten von psychischer Affection frei geblieben sind, so löst diesen Widerspruch die Verschiedenheit der Postulate.

Jene bescheideneren Anforderungen lassen sich aber auch bei den Meisten, trotzdem dass sie die Mitleidenschaft der Seele für die Mehrzahl der Fälle in Abrede stellen, für die Mehrzahl der Fälle recht gut realisirt finden, wenn man sich sogar nur an die eigenen Ausdrücke der Autoren hält.

An Hasses Darstellung hat Arndt diess selbst durchgeführt, auch bei Romberg darf er viele der erwähnten Momente zu seinen Gunsten auslegen; Wicke endlich stellt den «häufig vorhandenen Aenderungen in der Gemüthsstimmung» dem Eintreten eines furchtsamen, reizbaren, schreckhaften, aufgeregten, eigensinnigen, zänkischen, ungeduldigen, aufbrausenden, heiteren oder traurigen, melancholischen Verhaltens, «den Aeusserungen verschiedener Gefühle, Lachen, Weinen, Seufzen, Schreien, Liebe zur Einsamkeit und Einsilbigkeit,» — stellt dem Allen das «Fehlen einer wirklichen Gemüthskrankheit» gegenüber. Macht aber nicht der Grad der Gemüthsänderung, wenigstens für den Gesammtüberblick aller Beobachtungen nicht, das Wesentliche aus, sondern die Aenderung selbst, die «Störung,» — braucht man die Wickesche Begrenzung, welche sich dem Vorwurf der möglichen Willkür gar nicht entziehen kann, nicht gelten zu lassen.

Es wird ja nicht in Frage gestellt, das die «Psychose,» welche die Chorea begleiten soll, gemeiniglich eine leichte Psychose ist. Darum bleiben doch neben den vielen leichten Fällen die wenn auch relativ wenigen von heftiger Alteration bei einer prognostisch günstigen Krankheit Beachtung beanspruchend bestehen.

Sollen die psychischen Symptome nur secundäre sein, würde man vielleicht mit der Erklärung einer ungewöhnlichen Verstimmung oder Trauer schon fertig,

2

was aber beginnt man mit einer ungewöhnlichen Heiterkeit! Für den normalen Menschen möchte es doch kaum so spasshaft sein, an sich den Beweis von der Unfreiheit des Willens zu erfahren.

Wie ferner soll man es auffassen, wenn die psychischen Symptome Prodromalerscheinungen darstellen? Wird darüber hinweggesehen, so könnte umgekehrt ein Anderer mit ziemlich demselben Recht oder Unrecht den symptomatischen Werth der Muskelunruhe unterschätzen, sie secundär nennen und selbstverständlich noch geeignete Beobachtungen von ähnlich periodischer Gemüthsaffection Chorea tituliren, — wie von einem austretenden Flusse alle mit Müh und Noth errichteten Zäune umgeworfen, die Grenzen zwischen den zwar nachbarlichen, doch verschiedenen Nachbarn angehörigen Aeckern, verspült, der ganze überschwemmte Boden dann einen recht einheitlichen Eindruck macht, leider aber nicht von Bauland, sondern von Wasser, — so ungefähr stände es um die gute Differentialdiagnostik und ihre Zäune. Solche Flüsse hat es auch gegeben. Wer also keiner sein will, der muss nothwendig an der Gemeinsamkeit der Erscheinungen festhalten. Die in Rede stehende Thatsache wird nirgends bestritten, — hören wir Hasse: «In der Regel beginnt die Krankheit allmählich.» Die «Kranken sind zuerst aufgeregt und verstimmt, verdriesslich, zerstreut, träge und leicht ermüdet.» Darf man ein derartiges Factum mit dem Worte «sympathisch» abfertigen? Sonst pflegt sich doch die Wirkung erst nach der Ursache einzustellen.

Genau betrachtet, handelt es sich also nicht um eine eigentliche «prodromale» Erscheinung, handelt sich nur insofern darum, als man Beziehung auf das zweite Symptom, die Muskelstörung, nimmt. Wenigstens müsste man deren Anfänge, die sich oft ebenso leise anmelden, die sogenannten «Ungeschicklichkeiten» auch «prodromal» nennen.

Dass während des Verlaufes der Chorea dies anfängliche Wesen der Kranken sich zur grossen psychischen Reizbarkeit ausbildet, ist das Geringste gewesen, was Arndt und Wunderlich, die in dieser Richtung besonders aufmerksamen Beobachter, in allen Fällen ausnahmslos constatirt haben.

Arndt: «Wenn man unter psychischen Störungen nicht bloss das dumpfe Hinbrüten, das düstere Schweigen, Seufzen und Stöhnen der Melancholischen, das laute Toben, Singen, Schreien und Brüllen der Maniakalischen versteht, wenn man darunter nicht bloss das Irrereden, den Wahnsinn, die Verrücktheit und den Blödsinn begreift, sondern darunter auch schon die gesteigerte oder geschwächte Empfänglichkeit für äussere Eindrücke und die anomale Reaction gegen dieselben, eine erhöhte Reizbarkeit oder eine gewisse Lethargie darunter zählt, so gibt es auch keine Chorea ohne psychische Alteration.»

Wunderlich: «Der Gemüthszustand ist bei Allen, auch bei solchen, die keine wirklichen psychischen Störungen zeigen, ausserordentlich reizbar, meist ängstlich, sehr oft zum Zorn und Eigensinn geneigt, und bei längerer Dauer pflegt eine Verminderung des Gedächtnisses sich einzustellen. — Die Reizbarkeit des Charakters fehlt in keinem Falle, ist häufig sogar das erste Symptom der Krankheit. Sie erreicht oft einen ganz unerträglichen Grad, und es wird bei dem sich entwickelnden und fortwährend sich steigernden Eigensinn und Jähzorn oft ausserordentlich schwierig, ja selbst unmöglich, in jedem Augenblick zu bestimmen, was krankhaft und was nur Folge der Ausartung des Charakters ist.»

Deutlicher als in diesem letzten Satze kann es doch kaum ausgedrückt werden, dass «Psychose» ein relativer Begriff ist, wenn selbst Einer, der die Bezeichnung offenbar nur im exorbitanten Falle für zulässig hält — grade wie Wicke stellt er der «ausserordentlichen Reizbarkeit» eine «wirkliche» psychische Störung gegenüber — vor dem Kranken nicht weiss, ob es den Zustand als «krankaft,» oder nur als Folge der Ausartung des Charakters ansehn soll. Wunderlich schreibt früher als Arndt, hat eine total andere Begriffsbestimmung von Psychose, und dennoch bildet sein Urtheil über das psychische Verhalten in der Chorea die entscheidendste thatsächliche Bestätigung, oder wenn man will, Basis für die Theorie Arndts.

In geringstem Grade wird die vorhandene Reizbarkeit schon durch das allergewöhnlichste Vorkommniss angedeutet, dass die Bewegungen der Kranken zunehmen, wenn sie sich beobachtet wissen. So kann Anschwellung und Nachlass der Unruhe schon den schwächsten psychischen Eindrücken proportional sein. Viel will es am Ende nicht besagen, denn der Puls so manchen Mediciners wird beschleunigt, wenn ein College ihn untersucht.

Einen wichtigen Anhaltspunkt für die Anschauung, welche den Sitz des Leidens im Gehirn sucht, sich dasselbe als eine cerebrale Ernährungsanomalie zurechtlegt, bieten ferner die häufigen Erscheinungen des Schwindels und der Kopfschmerzen und namentlich die fast constante des gestörten Schlafes, — Erscheinungen, die sich ebenfalls alle drei vor der Muskelstörung zeigen können. Im Schlaf sistirt die Muskelunruhe.

Nun findet man die Sache fast überall so ausgedrückt, die Muskelunruhe erschwere den Eintritt des Schlafes, dass man schier glauben möchte, er sei ein Geschenk der seligen Götter, dessen Empfang die Chorea hinderlich sei. Zuweilen mag die unaufhörliche Bewegung wie unaufhörliches Husten, zumal wegen des psychischen Wachbleibens, den Schlaf ganz besonders hindern, aber warum immer so indirect? Statt dass man einfach eine Erregung des Gehirns annimmt, will man auch hier wie vorher die psychische Reizbarkeit, die Schlafstörung allein aus der Muskelstörung erklären. Dieselbe wirkt auf's Gehirn zurück, und die Seele wird irritirt, der Schlaf wird beeinträchtigt. Da aber letzteres Beides schon vor der Muskelstörung auftreten kann, ist die Erklärung ungenügend. Ausserdem hat Russel[1]) 15 Fälle, welche er neben den Fällen von psychischer Alteration, nicht unter denselben anführt, beobachtet, wo eine schwere Schlaflosigkeit anscheinend von den Bewegungen unabhängig war.

So umfasst doch die Ansicht, die von einer continuirlichen, motorisch allgemeinen Gehirnerregung ausgeht, die Summe der Erscheinungen sicherer als diejenige, welche sie erst auf Umwegen gezwungen, in beiderlei Beziehung gezwungen, statuirt.

Schlaf bedeutet Ruhe des animal functionirenden Gehirns, ist nur ein Wort dafür, continuirliche Allgemeinerregung, die beim normalen Menschen durch die Eindrücke der Aussenwelt während des Tags erhalten wird, bis die Nerventhätigkeit am Abend ermüdet, schliesst so den Schlaf von selbst aus. Was beim normalen Menschen durch die zugeleiteten Reize zu Stande kömmt, das ist bei unsern Kranken eben durch die Krankheit bereits vorhanden und wirkt nach der Peripherie hin. — Es ist genau dieselbe Sache wie Hallucinationen den Schlaf stören — werden wir auch für die Chorea finden; — wer sie als Krampf der Sinnesnerven ansieht, denkt sich auch vielleicht die

1) Med. Times 1869. I.

Schlafstörung secundär durch die zugeleitete Erregung erzeugt, — ich habe gelernt, sie als centrale Hyperästhesie aufzufassen und bedarf der Zuleitung nicht. Die abnorme Gehirnerregung heisst den auch hier nichts Anderes als schlechter Schlaf, und ihr bestätigendes Analogon beim Gesunden ist der Traum, die noch normale hallucinatorische Erregung. Wer stark träumt, schläft eben schlecht, — je weniger traumhaft, um so erquickender der Schlaf. — Darum ist das beste Mittel, den Schlaf zu verhindern, aufgeregte Gedankenarbeit, welche die cerebrale Erregung am directesten und nachhaltigsten darstellt, — das beste Mittel, ihn voll zu geniessen, cerebrale Ermüdung, zu der angestrengte Muskelthätigkeit, die cerebrale Erregung rasch passirend, am schnellsten führt, weil sie das grösste Gewebsgebiet des Ersatzes bedürftig macht, — darum erschiene es mir mit der Auffassung, welche ein gesundes Cerebrum für die Chorea postulirt, bedeutend schöner im Einklang, wenn wenigstens ein Theil der Patienten eines recht kräftigen Schlafes sich erfreute, wenn wenigstens bei einem Theil die unwillkürlichen Bewegungen im Schlafe fortdauerten.

Beruhigt sich die continuirliche Hirnerregung — und widerlegt wird dies erst, wenn Fälle von intensiver Muskelunruhe mit regelmässigem erquickenden Schlaf beigebracht würden — im Verlauf der Krankheit zeitweilig, so schläft Patient und die Muskelunruhe fehlt natürlich, — die Beruhigung ist nicht vollkommen, wenn er lebhaft träumt, — und die Muskelunruhe macht sich wieder geltend in der einfachsten Weise analog der leichten Miterregung der motorischen Hirncentra auch beim gesunden lebhaft träumenden Menschen, der während des Schlafes spricht und unter Umständen in der Hitze des Gefechts die Lampe vom Nachttische herunterwirft.

Sobald es sich um eine allgemeinere Gehirnerregung handelt, wird auch die Russel'sche Beobachtung, dass die Schlafstörung anscheinend nicht von der Muskelunruhe, die ja nur ein Symptom, und ja nur Ein Symptom ist, abhängig war, ein sonst sehr unbequemes Factum, wohl begreiflich.

Wicke fragt betreffs der Schlafstörung, «ob sie wohl durch die consensuelle Erregung des gesammten Gehirns bewirkt wird?» Gut, doch sei es mir erlaubt, wegen des Bestehens der psychischen Reizbarkeit anzunehmen, dass diese consensuelle Erregung ausser bei Nacht auch Tagüber existirt, und, wenn beide die Muskelunruhe einleiten können, wenn die Gehirnerregung, aus der diese resultirt, mit jener Erregung constant zusammengeht, wer will es mir verübeln, dass ich gemeinsam Andauerndes, einem Ursprung Entstammendes nicht trennen möchte, und den Ausdruck »consensuell» zurückweisend, ein gemeinsames Leiden voraussetze.

Für die Besprechung der exorbitanteren psychischen Veränderungen, durch die der Verlauf der Chorea modificirt und charakterisirt werden kann, werden wir in der Darstellung dieselbe Leichtigkeit des Uebergangs haben, wie er in der Wirklichkeit stattfindet, wenn wir uns wieder an jene Reizbarkeit des Gemüths erinnern. Vorzugsweise wird uns eine maniakalische Erregung beschäftigen und später ein Bericht über die eventuellen Störungen des Intellects zu liefern sein.

Zur Illustration mache ich vorher auf die hier zunächst einschlägigen Krankengeschichten Nr. I und II aufmerksam, die aus der psychiatrischen Abtheilung des Strassburger Spitals stammen. Wie die übrigen verdanke ich sie der ausserordentlichen Güte des Herrn Prof. Jolly.

Der erste Fall, welchen ich selbst gesehen habe, zeigt schon eine recht lebhafte Betheiligung der Psyche. — Hervorheben möchte ich dabei, dass sie sich auch in dem Heimweh geltend macht, einer leichteren Form der Alteration, wie sie sich vielleicht zuweilen grade bei choreakranken Kindern constatiren lässt. So weiss ich von einem Knaben, der aus der Pension wegen Chorea und gleichzeitig auftretenden, heftigen Heimwehs nach Hause genommen werden musste. Die Beurtheilung der «kleinen Patienten» bezüglich der seelischen Affection muss ja ohnehin, — wohl ein Grund mit für die Meinungsdifferenzen — schwierig sein, weil sie der Beobachtung weniger Angriffspunkte darbieten. Ausserdem mögen die besten Eltern leicht die schlechtesten Referenten sein, zumal die Mütter.

Unsere zweite Geschichte gehört zu denjenigen, wo die Psyche zuerst ihre Erkrankung äussert. Eine stille eingezogene Person wird plötzlich unruhig, reizbar, lamentirt, stöhnt und lacht die Nächte durch, ist schlaflos, — einige Tage später zeigt sich ein auffallender Gang, zuckt es in den Armen. Es bildet sich exquisit starke Muskelstörung neben maniakalischer Erregung aus. Beide exacerbiren und remittiren miteinander; immer proportional, bessern sie sich auch in gleichem Verhältniss.

Es ist sehr beachtenswerth wie sich die Reizbarkeit in eine active Exaltation umwandelt. — Raisonniren, Empfindlichkeit, Eigensinn, gemeines Schimpfen, Händelsucht und Gewaltthätigkeit, — das heisst schon eine kräftigere Erregung als bei ihrer Collegin Nr. I, deren Willensergriffenheit sich noch mit auffallender Lebhaftigkeit, Heiterkeit und tobendem Schreien begnügt.

Unter 38 % psychischen Störungen Russels wuchsen 6 Fälle von sehr ernsthafter Form entweder zu heftigen Delirien oder zu starker Manie an und er unterscheidet demgemäss zwei distincte Arten. In fünf Fällen eigentlicher Choreomanie schien ihm die seelische Störung unabhängig von den Zuckungen und mit der Chorea concurrirende Wirkung derselben Ursache zu sein.

Auch Ludw. Meyer glaubt, dass es sich um einen typischen Verlauf handle. «Die Manie tritt nicht selbstständig auf, sie schliesst sich gleichsam der Akme der Chorea an wie das Delirium heftigen Fiebererregungen, hält wie die heftigen Bewegungstörungen nur wenige Tage an und schwindet schnell zugleich mit Nachlass dieser.» Vorwiegend hat er offenbar die Deliriumform im Sinn. — Meyer theilt dann einen Fall mit, welcher sich durch grosse Aehnlichkeit mit den Russelschen Beobachtungen auszeichnet. — So liege es ausserordentlich nahe, die beiden Störungen auf ein gemeinsames Gehirnleiden zu beziehen.

Einen interessanten Beitrag hat Marcé [1]) in einem Mémoire der Pariser Akademie geliefert. Bei ²/₃ seiner Kranken findet er einen unendlich nuancirten Zustand der Psyche, — von der weniger accentuirten gemüthlichen Disposition, der leichtesten Intelligenzstörung bis zur Melancholie und zum Stumpfsinn, von den vereinzelten Hallucinationen bis zum vollständigsten Delirium. Den Hauptpunkt seiner Darstellung bilden die Hallucinationen, welche die Krankheit nun wieder von anderer, sonst weniger beachteter Richtung in die psychische Sphäre rücken. Die Frauen disponiren. Marcé constatirte Gesichtshallucinationen bei 11 Patienten von 40, — 9 gehörten dem weiblichen Geschlecht an.

Seine Hallucinationen, welche meist im halbwachen Zustand erscheinen, erinnern zunächst an die auch

1) Marcé, de l'état mental dans la chorée. Paris 1860.

manchen Gesunden nicht unbekannten Phantasmen vor dem Einschlafen, wenn sie nicht hier in charakteristicher Weise die gemüthliche Erregung wiederspiegelten und damit trotz ihrer Subjectivität objectiv erwiesen. Nicht selten traten sie bei Individuen auf, die in ihrem früheren Leben sogar nur in entfernten Perioden geträumt hatten, und liessen sich in den Traum hinein verfolgen. Während ein gesunder Mensch sich der Phantasmen sehr erfreuen mag, die in buntem Durcheinander, oft mit den glänzenden Farben des Traumes ausgestattet, die Eindrücke des Tages wiederholen können und das angenehmste Unterhaltungspiel gewähren, leiden die Patienten unter den erschreckenden Productionen ihres überreizten Vorstellungsvermögens. — Sobald sie die Augen schliessen, sehen sie Todtenköpfe, Kreuze, Särge, Kirchhöfe, zuweilen ganze Hexenküchen, sehen sie mehr noch Bestien aller Art, die auf ihr Bett klettern, die sich in den Vorhängen verbergen, um plötzlich wieder zu erscheinen; sehen sie in anderen Fällen befreundete Personen in tausend angstvollen Lagen, Verwandte krank und bleich, im Todeskampf, etc. — Es kann auch vorkommen, dass derart beim Erwachen hallucinirt wird, — eine Kranke brauchte Tagüber nur die Augen zu schliessen.

Marcé fand nur einmal Hallucinationen des Gehörs, dreimal des Tastsinns, — Geruchs- und Geschmackssensationen waren niemals eruirt.

Dabei erscheint das Verhalten unserer Patientin Nr. 2 in einem besonderen Lichte. Vielleicht hatte sie Geschmackstäuschungen: sie führte die Nahrung nur bis zum Munde, setzte sie wieder ab, — sie klagte, man wolle ihr Gift geben, und sie spuckte viel aus.

Hierher passend hat mir ferner mein Vater einen Fall von einem Knaben mitgetheilt, der kurze Zeit an Chorea litt, dessen Bruder fast auch zugleich befallen wurde. Beide sind psychisch abnorme, mindestens sehr reizbare Individuen. Jener nun, der während des Verlaufs der Chorea die Sprache völlig verloren hatte, war mit einer so hochgradigen Hyperäthesie des Geruchssinns behaftet, dass auf der Strasse ein Vorübergehender, der rauchte, ihm mit seiner Cigarre Athemnoth verursachte.

Die Marcéschen Hallucinationen trugen das Gepräge objectiver Existenz, die Patienten riefen oft um Hülfe.

Von erheblichem Interesse ist ihr Verhältniss zu den Perioden der Chorea. Sie treten als Prodromalsymptom auf, — secundär durch die kommende Muskelstörung bedingt? — sie erscheinen, — das ist das Gewöhnliche, — auf dem Höhestadium der krampfhaften Paroxysmen, fast immer dann mit Störungen der Intelligenz complicirt, sie dauern Monate an und gewähren durch ihr Verschwinden eine prognostisch günstige Vorbedeutung, da es immer mit einer deutlichen Abnahme der Choreabewegungen in ihrer Ausdehnung und Intensität zusammenfällt.

Die Tobsuchtanfälle leitet Marcé in einer Gruppe von Fällen von den Hallucinationen ab, indem dieselben die Aufregung zum Delirium steigern, und er unterscheidet, ähnlich wie Russel — zwei Formen der Manie — die erste gewöhnliche und eine zweite, wo es sich um ein ganz incohärentes Delirium handle und die Kranken in erschreckender Agitation rauhes, inarticulirtes Geschrei ausstiessen. Er betrachtet die Manie für die Mehrzahl der Fälle als rein nervöses, durch die Congestion bedingtes Delirium analog der Gehirnaffection beim Gelenkrheumatismus, und ist der Ansicht, dass keine organische Veränderung des Centralorgans zu Grunde liege. Damit stimmt aber die Thatsache nicht ganz überein, dass selbst die glücklich verlaufenden Fälle, — während mehr als die Hälfte der Kranken unter schrecklichen ataktischen Anfällen sterben, — oft verschiedene intellectuelle Störungen von variabler Dauer nach sich ziehen können.

An Marcés [1]) Arbeit vielfach anlehnend behandelt Thoré [2]) die Beziehungen der Chorea zur Geistesstörung. Er gelangt zu dem Resultat, dass der Einfluss der Muskelstörung auf die Entwicklung der Psychose nur ein geringer sei, dass die einfache, nicht mit Typhus, Rheumatismus, Hysterie, Meningitis, etc. complicirte Chorea nur selten von einer Seelenstörung begleitet sei und dass man im anderen Falle meist diesen complicatorischen Krankheiten die Entstehung der Geistesstörung zuzuschreiben habe ebenso wie die Chorea selbst wahrscheinlich ihren Ausgang von diesen nehme.

Thoré hebt jedenfalls mit Recht hervor, wie die complicatorischen Krankheiten einen gemeinsam günstigen Boden für die Muskelstörung wie für die psychische Störung abgeben, wie letztere dem Rheumatismus, dem Typhus, der Chlorose, etc., — obgleich von Manchen mit ihnen in eine Reihe gestellt: als Complication der unwillkürlichen Muskelbewegung — durchaus nicht als gleichstufig anzusehen ist. Dagegen fragt sich eben, ob das Nebeneinander der beiden, welches Thoré also richtig auf gleicher ätiologischer Basis statuirt, nicht durch engere Beziehungen verknüpft ist als er annimmt. Wie die Coincidenz dafür spricht, die er nun freilich auch lange nicht so weit ausdehnt als wir, bilden die Marcéschen Hallucinationen allein schon ein Material für die Verknüpfung dar., das sich gewiss sofort von selbst empfiehlt.

1) Annales méd.-psych. 1865. 4e sér. T. V.

2) Schmidts Jahrb. 1865. Band 128, p. 326.

Meines Erachtens darf ich auch ein Factum verwerthen, welches so äusserst bestimmt auf eine gleich ursächliche Erregung der psychischen und der somatischen Affection hinweist, dass es uns ganz natürlich und selbsverständlich erscheint: die eminente Seltenheit der Verbindung von Chorea und Melancholie. Gingen Chorea und Psychose wesentlich unabhängig neben einander her, dürfte ein krankhaft depressives Gemüthsverhalten häufiger vorkommen. Die Vorstellung widerstrebt uns auch. Leicht verstehen wir, wenn sich Traurigkeit als Prodromalsymptom einstellt, sich in leichten Fällen auch zeitweilig behauptet, aber weiterhin sind wir uns zu gut bewusst, dass es sich in der Chorea nicht nur im Muskelspiel um einen Reizzustand handelt. Darum leuchtet es uns wohl ein, dass in dem, wenn nicht einzigen, wie Thoré meint, — doch immer höchst seltenen Fall von Chorea mit Melancholie, den er berichtet, diese Melancholie eine exquisit active darstellt. Passiv melancholische Stimmung kann sich in der Chorea nicht behaupten. Die Disposition der Patientin lässt sich auf einen Typhus zurückführen, sie ist ausserdem chlorotisch, und eine plötzliche Unterbrechung der Menses bildet die Gelegenheitsursache:

P. war seit einem im 11ten Jahre überstandenen Typhus anhaltend traurig, niedergeschlagen. Vom 16ten Jahre ab regelmässig menstruirt, wurde P. chlorotisch und erlitt im 17ten Jahre zur Zeit der eben fliessenden Regeln eine heftige Erkältung, worauf dieselben sofort zurücktraten. Nach drei Wochen choreatische Bewegungen zuerst der unteren, dann der oberen Extremitäten, besonders links, die linke Hand wurde tactmässig mit Heftigkeit bewegt. Chorea sowie Agitation steigerten sich während der folgenden sechs Wochen, bis sich auf der Höhe der Krankheit Gesichts- und Gehörshallucinationen traurigen Inhalts, besonders

Abends, einstellen. Todesgedanken darin vorherrschend. Zuweilen Incohärenz des Ideengangs, Selbstmordversuche zu wiederholten Malen.

Nach Verlauf von sechs Wochen bedeutende Besserung des Zustandes. P. konnte gehen ohne allzuviele Gesticulationen. Sie zerriss ihre Kleider nicht mehr, war weniger schweigsam, und die Ideen von Tod und Selbstmord waren fast völlig verschwunden ebenso wie Gesichts- und Gehörshallucinationen.

Mit der Rückkehr der Regeln, die nach zweimonatlichem Ausbleiben erfolgte, war die Gesundheit wieder ganz hergestellt.

Einer der rapidesten Fälle von Chorea mit maniakalischem Delirum und letalem Ausgang, auf den Thoré aufmerksam macht, hat Lelion [1]) berichtet:

X., 19 Jahr, Marmorarbeiter, stets gesund, von allzeit beschränkter Intelligenz, jähzornig und reizbar, — was auf einen im 7ten Jahr erlittenen Schreck zurückgeführt wird, — oft betrunken. Vater Alcoholist, Mutter gesund, beide Eltern wenig intelligent. Seit drei Tagen Frösteln, ein Halsleiden zwei Tage, den dritten Tag convulsivische Bewegungen der rechten Seite, auf Hand und Fuss localisirt. Fast zu gleicher Zeit heftiger Wuthanfall, der Kranke wollte hinaus, schrie, zertrümmerte Alles im Hause. Beim Eintritt ins Spital grosser Widerstand, P. schlug um sich, zitterte am ganzen Leib. Mit Mühe ins Bett gebracht, Verdoppelung der Agitation, Blick verstört, P. schluchzt, redet viel und unzusammenhängend, klagt über Stirnkopfschmerz. — Zwangsjacke. Die Muskelunruhe betrifft rechts Hand und Fuss, weniger ausgeprägt den linken Schenkel, — Schlucken erschwert, — Zunge, Augen, Gesichtsmusculatur in gleichem Grade ziemlich

1) Gazette des Hôpitaux, 1864, n. 145.

wenig agitirt. Sprache frei. Am Tage konnte man förmliche Paroxysmen constatiren, in welchen sowohl die Choreabewegungen als auch der maniakalische Zustand intensiv zunahmen, um das Doppelte zunahmen, wenn der Kranke sich beobachtet wusste. — Hallucinationen des Gesichts und Gehörs, theilweise erschreckender Art. Mit Mühe gelingt es nur, seine Aufmerksamkeit zu fesseln, er klagt dann über Stirnkopfschmerz, verfällt aber sofort wieder in seine Incoharenz. Abends auf Chloralhydrat mit Morphium geringe Remission, Nachts wieder die Agitation. — Am folgenden Morgen unveränderter Zustand. P. hat weder Fieber noch Erbrechen, noch Stuhlgang gehabt. Nachmittags fast plötzlicher Tod.

Autopsie: Starke Injection der Pia, blutige Suffusion. Hauptsächlich aber rosige Congestion der grauen Substanz des ganzen Gehirns, die weisse Substanz völlig normal. Sonst nichts Characteristisches.

Während gewöhnlich die maniakalische Erregung erst nach Verlauf von ein oder zwei Wochen zur Chorea resp. zur Muskelunruhe hinzutritt, findet sie sich in diesem, wegen seiner Acuität seltenen Falle fast gleichzeitig ein und bestimmt die ungünstige Entwicklung.

Nicht so ergiebig wie für die affective Alteration erweist sich das Material für die intellectuelle Störung. Wenn der Gesichtsausdruck der Choreakranken oft ein unsäglich alberner ist, bewährt diess allein natürlich nicht eine vorhandene Fatuität. Mangel der Herrschaft über die Gesichtsmuskeln bringt immer eine unglückliche Physiognomie zu Stande. Der Paralytiker sieht stupide aus, nicht nur, weil er es ist, sondern auch weil die Innervation leidet, sodass er statt der bewussten Herrschaft über seinen mimischen Apparat, von der wir auf bewusste Ordnung des leitenden Verstandes zurückschliessen, einen unbeholfenen willenlosen Ausdruck zur

Schau trägt. Zudem soll nach einigen Autoren in lange dauernden Fällen das Antlitz bleich werden, das Auge seinen Glanz verlieren. Auch plötzlich auftretendes Lachen, das den Eindruck albernen Wesens macht, aber Folge der Muskelstörung sein kann, beweist noch nicht, dass es besteht.

Weniger häufig nun als das Gemüth zeigt sich das seiner Natur nach stabilere Element der geistigen Function verändert. Der Ideengang ist dann gestört, das Begreifen fällt schwer, und das Gedächtniss zeigt sich geschwächt. Mit dem Ablauf der Chorea gehen diese Symptome meist zurück, nur ausnahmsweise bleibt ein Defect oder geistige Schwäche.

Marcé spricht sich mit Entschiedenheit dahin aus, dass die intellectuelle Störung niemals allein, sondern stets neben den affectiven erscheint. So empfiehlt sich denn ausser betreffs jener Ausnahmefälle die Erklärung, dass im Allgemeinen die geistige Alteration eine Folge des abnormen Gemüthszustandes darstellt — « ein aufgeregter Mensch kann seinen Verstand nicht zusammenhalten » — dass die Ideenflucht, die Gedächtnissabnahme in der Chorea, welche keine tiefeingreifende Läsion, sondern nur eine oberflächlichere Attaque des Gehirns ist, als secundär complicirende nicht wesentlich zum engeren Krankheitsbild gehörige Symptome aufgefasst werden müssen. Nicht primär und elementar, meine ich also, ist die intellectuelle Störung in der Natur der Choreaerkrankung begründet, sondern insofern secundär und complicatorisch als sie sich nur auf der Basis der ihr mehr oder minder primär eigenen Gemüthsstörung enwickelt, als ihr Entstehen durch diese vermittelt wird. Dass sie auch eines choreischen Characters theilhaft werden mag, kann hierdurch unmöglich ausgeschlossen sein. Man bedenke nur, wie eng das formale Vorstellungsleben mit dem Gefühlsleben verkettet ist, wie schon die einfache Empfindung von Schmerz oder Lust direct Verlangsamung oder Beschleunigung in ihm herbeiführen. Hier haben wir es allerdings nicht mit Lust- oder Schmerzgefühl zu thun, — jedoch die Willenserregbarkeit — deren Extrem die Manie ist — steht wieder in innigster, untrennbarer Beziehung zu den Affecten.

So bietet das Verständniss der Ideenflucht, der Incohärenz etc. keine Schwierigkeit, und was die Gedächtnissabnahme angeht, so ist vergessen und nicht behalten können noch zweierlei. Da nach Beendigung der Krankheit fast regelmässig Restitutio ad integrum eingetreten, und die übrigen Symptome formaler Natur sind, wird meist nicht eine Abnahme des inhaltlichen Vermögens, sondern der inhaltlichen Ordnung des Gedächtnisses vorliegen. Möglich denn auch, dass das bizarre Wesen, welches zuweilen Patienten in ihre «Gesundheit» mit hinüber nehmen, entweder direct durch eine von der Erkrankung gesetzte Schwächung des formalen Vorstellungsprocesses, oder indirect, durch die bleibende Nervosität immer unterhalten, resultirt.

Schon aus dem numerischen Verhältniss geht hervor, dass die Störung des Intellects kein solch bestimmter Zug der Chorea ist wie die Betheiligung der gemüthlichen Sphäre. Dies beleuchtet in besonderer Weise die Thatsache der Prädisposition der Idioten zum Veitstanz und erweckt den Gedanken, dass diese weniger mit der Geistesarmuth als mit der ihnen vielfach so characteristisch eigenen labilen, motorisch reizbaren Gemüthsverfassung, welche allerdings wieder untereinander ursächlich zusammenhängen, in Beziehung zu bringen ist. Zweifellos unterhalten die Sitze der gemüthlichen Erregung und der motorischen-, speciell Muskelerregung eine nahe Verbindung, — nicht der Hypochonder, sondern die Hysterische disponirt zu Krämpfen, — so mag der Idiot nicht eigentlich als solcher, sondern als labiles Individuum zur Chorea disponiren. Anders wäre mit der Thatsache wenig anzufangen [1]). «Idioten mit Chorea wurden von dem Verfasser nicht in eine selbstständige Classe eingetheilt, wie das sonst wohl geschieht, weil er die Chorea nicht in Causalnexus mit der Idiotie bringen konnte, so häufig sie auch bei Idioten vorkommt.»

Marcé: «Ich meine die Prädisposition zu Choreabewegungen bei den Idioten, bei den Schwachsinnigen und bei gewissen Individuen, welche nicht gerade diesen Kategorieen angehörig doch intellectuelle Anomalieen darbieten, unverbesserliche moralische Verkehrtheiten — bei mehreren solchen jungen Menschen sah ich im Moment der Paroxysmen auf das Gesicht und die oberen Extremitäten beschränkte Choreabewegungen auftreten, die in den Momenten der Ruhe verschwanden». Letzteres möge meine Meinung unterstützen. Auch der Lelion'sche Fall ist ihr günstig. Schwachsinnig war der Patient, — er konnte nicht lesen und schreiben, — von seinem Vater, der Alcoholist und wie die Mutter wenig intelligent war, wurde ihm beschränkte Intelligenz zugeschrieben, — sehr reizbar war er ferner, zum Zorn geneigt, und die Choreaerregung der Muskeln wie der Psyche wird deutlich als paroxysmal geschildert.

In Stephansfeld befindet sich ein alter Kranker, von dem mir Aehnliches, soweit die dürftigen Notizen einen Schluss erlauben, mindestens wahrscheinlich ist. Ein «abgelaufener Fall», ist er jetzt total blödsinnig und auch früher soll er nur «peu d'intelligence» besessen haben. Er leidet nun an habitueller, allgemeiner

1) Psych. Centralbl. 74, 4 u. 5. Referat v. Dr. Krueg über: On Idiocy especially in its physical aspects in Edinbourg medic. Journ. 74.

Chorea, welche sich in erregten Momenten, so als ihm bei Phlegmone der Hand Incisionen gemacht wurden, sehr heftig steigert.

«Alois Schittly, geb. 1839, ohne erbliche Anlage, von geringer Intelligenz; im Alter von 9 Jahren von einer «nervösen» Affection betroffen, hat seit dieser Zeit die Muskelunruhe behalten; — erster Anfall von Irresein 1859, allmählich, nachdem er damals einen grossen Schrecken erfahren».

Endlich darf ich auf die dritte Geschichte verweisen. Die Kranke befindet sich, ohne jede Aussicht auf Besserung, noch in der Klinik des Herrn Prof. Jolly. Der Veitstanz der schwachsinnigen Patientin, die unter dem Druck der organischen Belastung factisch das Opfer ihrer unverständigen Mutter geworden, zeichnet sich durch eine hochgradige psychische Alteration aus. Wenn man auch nicht behaupten kann, dass der Schwachsinn angeboren war, so wurde jedenfalls dafür gesorgt, dass er bald auf seiner guten Basis gedieh. Bei so absurder Behandlung, wie Patientin sie ihr Leben lang erfuhr, die aller Stetigkeit entbehrte, konnten sich Willen und Intellect unmöglich normal entwickeln. Aber deutlich geht aus der Krankengeschichte hervor, dass die eigentlich psychische Störung der Chorea die Gemüthserregung ist. Letztere wie Muskelunruhe sind nur eine andere Entwicklung der ererbten Disposition, welche bei der Mutter in hysterischen Krämpfen gipfelt.

Ich resumire also dahin, dass die gewöhnlichen Störungen des Intellects eine verständliche, mehr complicatorische Verbreiterung der Choreapsychose darstellen, dass in den sehr seltenen Fällen, wo wirklich aus der Chorea Blödsinn hervorgehn soll, umgekehrt die Choreapsychose Complication eines tiefer greifenden Leidens war. Dagegen ist an der von Arndt ingeniös verwertheten Thatsache, dass die intellectuellen zutretenden Störungen das Gepräge der Chorea haben, von der sie ausgehn, natürlich festzuhalten. Die Mitbewegungen werfen sich auf die Sprache. Bei manchen Kranken kommt jedesmal, wenn sie einen Satz beginnen, zuvor ein Bellen, Miauen, etc. Häufig glauben dann die Patienten, Thiere stecken in ihnen, sie seien besessen, — worauf sich bald ein ganzes Wahnsystem ausbildet, ein prognostisch ungünstiger Verlauf.

Nach diesem Ueberblick über den psychischen Zustand in der Chorea tritt die wichtige Frage an uns heran, in wiefern zwischen demselben und der Muskelstörung ein Verhältniss besteht.

Zum Beleg der Auffassung, dass in der Chorea Muskelunruhe und Psychose vereinigt seien, diente hauptsächlich die von Arndt und Wunderlich aufgestellte Behauptung, dass mindestens eine Reizbarkeit des Charakters in allen Fällen vorhanden sei. Es schien sich zu ergeben, dass die Gleichstellung von Muskelunruhe und Psychose als zweier dem gemeinsamen Gehirnleiden untergeordneter Symptome so manchen Aeusserungen des Krankheitsbildes gegenüber zu verwerthen war. Da finden sich aber bei Russel folgende Notizen: Unter 99 Choreafällen seien 38 mit seelischer Störung verbunden gewesen, dabei 6 mit heftiger Manie, — unter den 61 psychisch freien Kranken haben 8 an intensiver Muskelunruhe gelitten, in 2[en] von diesen habe sie die höchste Entwicklung erreicht und 1 derselben sei sogar tödtlich verlaufen.

Nun komme Jemand nicht in Verlegenheit, wenn

Russel	38 %
Marcé	63 %
Wunderlich	100 %

Beobachtungen von psychischer Mitleidenschaft verzeichnen, 1 : 2 : 3! Soll ich noch Romberg mit 0 % zufügen?

Man kann es ein Glück nennen, dass die Zahlen wenigstens so ungeheuerlich abweichen. Entweder walten da verschiedene Begriffe ob, oder die Statistik hätte Launen so wunderbarer Art, dass sie nicht brauchbar wäre.

Weil ich mich nun damit vertraut gemacht habe, Muskelunruhe und Psychose als so zusammengehörig anzusehn, dass ich sie unter dem Namen Chorea, dem Krankheitsbild, zusammenfasse, glaube ich doch durchaus nicht, jene Differenzen seien völlig durch die Begriffsverschiedenheit der Autoren auszugleichen. An Vielen liesse sich das leicht durchführen, wie ich es z. B. an Wickes Darstellung gezeigt habe, — jedoch hier stehen wir vor Beobachtern, welche das Verhältniss von somatischer und psychischer Störung zu untersuchen als ihre specielle Aufgabe betrachtet haben, vor Marcé, der gewiss, wie deutlich aus seinen Ausdrücken erhellt, sich in der Annahme einer Betheiligung der Seele wenig beschränkt hat, und vor Russel, der wenigstens behauptet, dass der Grad der anwesenden Störung «in den weitesten Gränzen» variirt habe. Leider theilt Russel keinen der betreffenden Fälle des Näheren mit, allein wenn in diesen acht Fällen auch wirklich eine ganz geringe seelische Affection noch festgestellt werden könnte, hiesse es doch die Sache verreiten, wollte man für diese Fälle von «Psychose» sprechen.

Vielleicht hat es sich hier denn wirklich um reine Rückenmarksaffectionen gehandelt, — vielleicht auch nicht — jedenfalls behaupte ich, dass in unserer Frage noch nicht das Material zu abschliessendem Spruche vorliegt, dass Arndt noch nicht das

Recht hat zu sagen, — wie er thut: es gibt keine Chorea ohne Psychose.

Jene Fälle sind und bleiben Ausnahmen und wenn sie sich, wie doch wahrscheinlich, auch jeder günstigeren Interpretation entziehen, vermögen sie darum noch durchaus nicht zu entkräften, dass die grosse Mehrzahl der Choreafälle unter dem Begriff Psychose zu vereinigen ist.

Dagegen ist zu untersuchen, ob es verständlich sein hann, wesshalb wir zwischen der körperlichen und der seelichen Störung kein bestimmtes Verhältniss entdecken.

Ehrlich gestanden, kennen wir das Abhängigkeitsverhältniss von psychischen und somatischen Aeusserungen überhaupt nicht und wissen nur, dass es «individuell» ist, wie die Empfindlichkeit des sensorischen und die Leitungsgeschwindigkeit des motorischen Nervengebiets bei verschiedenen Menschen verschieden. Für die übereinstimmenden Producte vieler ungleicher Factoren hat sich auch hier das Lieblingswort «Disposition» eingestellt. Diese Disposition bleibt uns zwar so lange wir die einfachsten anatomisch-physiologischen und pathologischen Vorgänge, zumal die molecularen, der Nerventhätigkeit noch nicht kennen, unberechenbar, ist aber, da sie Erfahrungsresultate unter einem Gesichtspunkt sammelt, ein äusserst brauchbarer und nothwendiger Begriff, ein Complicirtes, das grade beim einzelnen Patienten des Psychiatrikers in seine mannigfachen Umstände und Möglichkeiten von scharfsichtig gewandtem Blick oft so glänzend-einfach aufgelöst werden kann.

Zerlegt man den psychischen Mechanismus in das Vorstellungsgebiet und das Gefühlsgebiet, welches mit der Willensfunktion das intimste Verhältniss der Gegenseitigkeit unterhält, so gehören die Störungen des ersteren der Chorea nur complicatorisch an, — und mit Ausschluss derselben kommen zwei Richtungen in Betracht, in welchen sich der krankhafte Reizzustand des Gehirns zu entladen pflegt — in der Gemüths- und Willenserregung einerseits und der dem Willen entzogenen Muskelbewegung andrerseits. Sobald man sich der Existenz der beiden Richtungen bewusst wird, ist die Disposition von selbst gegeben. Geringe Disposition ist grosser Widerstand, geringer Widerstand grosse Disposition.

In sehr vielen, zumal in den leichten Fällen von Chorea der Kinder, deren psychisches Ich erst in der Entwicklung begriffen ist, mit raschem, günstigem Verlauf ist der Widerstand in der Richtung zum Muskelapparat ein geringerer, — in vielen anderen — der Mittelgruppe — läuft die Entladung auf beiden Bahnen in gleichgradiger Intensität ab, ist genau mit Abnahme der Muskelunruhe die Abnahme der psychischen Erregung zu beobachten und umgekehrt, — endlich in einer dritten Reihe von Fällen ist auf Seiten der Psyche eine so grosse Disposition vorhanden, dass ihre Affection sich imponirend im Vordergrund erhebt.

An der Annahme der Disposition kommt die entgegengesetzte Anschauung, welche in der Betheiligung der Psyche nur ein sympathisch-accidentelles Symptom erblickt, natürlich ebensowenig vorbei. Dann disponirt der Patient eben durch seine psychische Constitution; und dass auch für die Muskelstörung eine Disposition annehmbar ist, wird allein durch die Vorliebe selbst der einfachen Fälle unserer ersten Reihe zu Recidiven bewiesen.

Interessant wäre es nun an bestimmten Kranken zu eruiren, ob eine der beiden Dispositionen, die aus ihrem früheren Leben vorausgesetzt werden müsste, sich demgemäss in der Chorea evidenter aussprache, widrigenfalls die Theorie unhaltbar wäre.

Da drängt sich denn direct ein Erklärungsversuch auf, warum « die rheumatische Constitution zur Chorea disponiren » soll. Lud. Meyer nennt die Annahme begründet, dass im Rheumatismus, wie jeder Rheumatiker wisse, die Erregbarkeit der betroffenen Muskeln erhöht sei. (Ich habe früher hier und da einmal an rheumatischen Wadenschmerzen gelitten, und kam dann nie eher zum Einschlafen, als bis ich mich halbe Stunden lang mit den Füssen an der hinteren Bettwand müde getrommelt und getreten hatte). Erhöht ist aber die Muskelerregbarkeit, wie ich aus den sonst nervösen Erscheinungen des Rheumatismus wohl schliessen darf, durch erhöhte nervöse Erregbarkeit: nicht der rheumatische Patient disponirt zur Chorea, noch, wie ebenso gesagt wird, der Choreapatient zum Rheumatismus, — das ist richtig der Beobachtung, aber schief und irreführend dem Ausdruck nach, — sondern der Patient disponirt zu Reizzuständen des neuro-musculären Systems, so dass ein Individuum leicht die beiden in Rede stehenden Erkrankungsformen desselben durchmachen kann. Ich wenigstens meine, dass diese nebenordnende Combination mehr innere Wahrscheinlichkeit enthält als die mehr oder minder ausgesprochene Unterordnung der Chorea unter den Rheumatismus. Hier also hätten wir für eine Reihe von Fällen den geringeren Widerstand nach dem Muskelapparate hin.

Was ferner das Vorwalten der psychischen Disposition anlangt, haben wir ein wegen seiner genauen Verzeichnung vortreffliches Beispiel an der IV. in der Würzburger Anstalt beobachteten Krankengeschichte. Die Patientin hat, seit sie ein schweres Nervenfieber überstanden, regelmässig im Frühjahr Anfälle von Schwermuth. Die grössere Disposition behauptete sich einseitig, später trat Chorea hinzu, — und in der weiteren klinischen Beobachtungsperiode war jenem Beginn entsprechend bei Zunahme der Krankheit die Disposition so ergiebig, dass sie die ganze Erscheinungsweise in Anspruch nahm. Gemeinsam gingen Muskelunruhe und Aufregung in den Anfangs- und Endperioden der Anfälle nebeneinander, — mag sein, dass die lästige Muskelstörung zur Steigerung der Exaltation beitrug, — in dem mittleren Höhestadium war P. frei von den Zuckungen und unterschied sich in Nichts von einer einfach Tobsüchtigen. Aus diesem Falle allein könnte man sich sogar nur die Arndt'sche Ansicht bilden.

Ich schulde nur noch die Anwendung der dritten Möglichkeit, dass schon aus der Vergangenheit des Kranken auf eine annäherend gleiche Disposition resp. einen gleich geringen Widerstand in beiden Richtungen geschlossen werden muss und sich so die Affection in beiden gleichmässig ausdrücklich bekundet. Die Aufgabe ist schwer zu erfüllen, in etwa wird die letzte Krankengeschichte V ihr genügen.

Der Fall ist fast ein Paradigma für die Theorie der Chorea-Psychose, und das Individuum von einer Construction wie für ihre Erläuterung geschaffen. Wie es in seinem gesunden Leben erscheint, wird sich ihm in höher erregten Momenten sofort der Laienbegriff des Veitstanzes anheften. Es besteht bei ihm die ererbte Anlage zu einer ausserordentlich lebhaften Thätigkeit des motorischen Centralapparates, ausserordentlich leicht und rasch laufen die Erregungsvorgänge in ihm die Verbindung ab zwischen seinen psychischen und seinen somatisch peripheren Nervenbahnen. Von den vorher besprochenen Widerständen zwischen hüben und drüben ist eigentlich gar nicht die Rede, — wird irgendwo ein Ton angeschlagen, schwingt sofort das ganze System.

Das wenigstens lässt sich sagen: wäre dieser Mann an unwillkürlicher Muskelunruhe erkrankt und seine Psyche wäre frei geblieben, oder auch bei intensiverem Auftreten derselben nur wenig afficirt worden, — genügte meiner Ueberzeugung nach die einzige Geschichte, Arndts Theorie vollständig zu widerlegen.

Die Entwickelung der Krankheit geht denn auch in einer so verständlichen, man möchte sagen, «selbstverständlichen» Art vor sich, dass ich, um sie ihrer Genese nach erklärend darzulegen, sie eben zweimal bringen müsste. An dem Détailverhalten der Psyche, namentlich wenn man die geringfügige Bibliotheksgeschichte den hyperästhetischen Kranken so «krampfhaft» beschäftigen sieht, wäre sogar ein ziemlich erträglicher Vergleich dahin durchzuführen, dass man von einer eigentlich psychischen Chorea spräche. 14 Tage hindurch kommt der Patient immer und ewig mit seiner wichtigen Bagatelle, wieder und wieder sucht er seine Freunde auf, sie ihnen lang und breit vorzutragen, fängt stets, wenn er schliesslich halbwegs fertig geworden, auf's Neue von vorne an, gelangt niemals mit ihr zu Ende; — kaum im Spital, erzählt er seine Bibliotheksgeschichte, gibt zwischenher incohärente Auskunft über sein früheres Leben, springt aber sofort zu seinem Lieblingsthema zurück, das ihm keine Ruhe lässt, sich in jede andere Gedankenbewegung constant hineinmischt; — hält man hiermit zusammen, dass er bei dem interessanten Schreibeexperiment selbst erklärt, wie unwillkürlich, der bewussten Leitung entzogen, Gedanken und Worte ihm abgehen, — so ist das Schauspiel dieser schwachsinnigen, unwillkürlichen Production psychischer Haltlosigkeit wohl der zwecklosen, unwillkürlichen Unruhe einer Muskelgruppe vergleichbar: beide Male der continuirliche, von der Willensherrschaft unabhängige Erregungszuztand einer bestimmten Nervenbahn, der die übrigen sonst geordneten Erregungsreihen störend unterbricht, sich gar nicht zu beruhigen vermag, und Alles in Allem eine krampfartige Reizauslösung und Coordinationsstörung darstellt.

Ich habe nun die Möglichkeiten der Combination von Muskel- und Psychealteration besprochen, und glaube, dass sich gerade durch einen solchen Ueberblick, der die einzeln verschiedenen Typen der Krankheit, was ohne Widerstreben geschieht, aneinanderfügt, sich die extremeren Fälle von besonderer Ergriffenheit nur der einen Seite dem Verständniss näher rücken lassen. Anfügen könnte man schliesslich auch die Russel'schen Fälle von psychischer Intactheit bei intensiver Muskelunruhe, aber den Namen einer Psychose muss man Arndt entgegen in diesen Choreafällen ausschliessen, ebenso wie man die Krankheit der Patientin IV., sähe man sie allein im Stadium ihrer reinen Tobsucht, den Namen Veitstanz weigern würde. Sollte ferner Wunderlichs Angabe, dass in jeder Chorea, also auch in den leichten Formen, mindestens eine Reizbarkeit des Charakters bestehe, durch bestimmte Einzelfälle eine Widerlegung erfahren, wäre die Ausdehnung des Begriffs Psychose auch zu diesen nicht gerechtfertigt.

Kurz, das Resultat von Allem ist: der Satz, keine Chorea ohne Psychose, ermangelt bisher des genügenden Beweises. Dann darf jedoch nicht vergessen werden, und das nur kann der Kern der Sache sein — dass der Zusammenhang zwischen somatischer und psychischer Störung in der Chorea ein inniger und fast allgemein verbreiteter ist, und zwar ein weit innigerer und verbreiteterer als gewöhnlich berücksichtigt wird.

Leider ist das «a potiori fit denominatio» nicht recht anwendbar, weil dem Wesen der Affection nach das «potius» wechselt. Man kann daher nicht sagen: die Chorea ist eine Psychose, ebenso wenig wie man die Hysterie oder die Epilepsie Psychosen nennt, sondern man von einer hysterischen, von einer epileptischen Psychose spricht, und ist es auf der anderen Seite nicht gestattet, nach Wickes Vorgang die Affection mit der Bezeichnung: unwillkürliche Muskelbewegung abzufertigen, — sondern grade weil wir Fälle beiderlei Art haben, — intensive Muskelunruhe, geringe Seelenstörung, — starke Seelenstörung, verschwindende Muskelunruhe, — empfiehlt es sich am meisten, unter dem alten, guten Namen Chorea beide Symptome zu begreifen, damit wir durch Anerkennung der bestehenden Gemeinsamkeit ein festes Krankheitsbild behalten können, eine geschlossene Gruppe, von der aus nach beiden Richtungen Fälle je in die verwandten Krankheitsformen überlaufen.

Ich verweile hier einen Augenblick bei der Geschichte der allgemeinen Paralyse der Irren, weil mir der Vergleich passend erscheint. Griesinger nennt dieselbe eine Complication des Irreseins; Baillarger sieht das Irresein für das accessorische, secundäre Symptom der charakteristischeren Muskelstörung an, heute betrachtet man beide als so durchaus zusammengehörige Folgen eines bestimmten Gehirnleidens, dass sie in der Dementia paralytica als einer sich selbstständig und geschlossen repräsentirenden Krankheitsform coordinirt werden. In ihrem noch relativ leichten Beginn — denn nur von diesem kann im Vergleich mit der leichteren Affection der Chorea die Rede sein — brauchen Muskelstörung und psychische Erkrankung nicht im Entferntesten miteinander parallel zu gehen: daher die entgegengesetzte Anschauung von Griesinger und Baillarger. Wovon solle jene Verschiedenheit abhängen? Wir vermögen doch nur zu sagen von der

Verschiedenheit des Widerstandes, welchen das allen Fällen gemeinsame, als solches sich früher oder später documentirende Gehirnleiden in der einen oder der anderen Richtung erfährt, und wenn wir uns anders ausdrücken, dass die einen oder anderen Parthieen des Gehirns hier früher, dort später ergriffen werden, sagen wir nicht viel weniger oder mehr.

Damit klärt sich auch die Frage: Rückenmark oder Gehirn. Mit Bestimmtheit darf man behaupten, es sei falsch, das Rückenmark als die eigentliche und einzige Residenz der Krankheit zu erklären, — die Chorea ist ein Spinalkrampf, — das ist nicht mehr zulässig. Der hauptsächliche Sitz muss im Gehirne liegen, mindestens im Gehirnstamm, — dass das Rückenmark auch afficirt ist, afficirt sein kann, ist der Natur des Leidens gemäss durchaus wahrscheinlich. Wenn sich die oberen Coordinationscentren des Gehirns in krankhafter Erregung befinden, warum sollten nicht auch die ihnen untergeordneten Coordinationscentren des Rückenmarks, welche von jener Erregung passirt und in gleichem Modus in Activität versetzt werden müssen, einem mehr oder minder ähnlichen Zustand verfallen können? Dagegen sind die meisten und wesentlichen Symptome, aus welchen sich das Krankheitsbild der Chorea zum einheitlichen Ganzen construirt, auf das Gehirn zu beziehen.

Da der Centralapparat aus seinem choreischen Erregungszustand in den meisten Fällen von selbst zum gesunden Gleichgewicht zurückkehrt, ist es schon von vorneherein wahrscheinlich, dass die krankhaften Veränderungen feiner Art sind. So hat uns die Anatomie des Specielleren betreffs der Chorea bisher im Stich gelassen. Aber am meisten haben die Sectionsbefunde doch grade Veränderungen im Gehirn ergeben. Hyperämieen, Meningealaffectionen, Erweichungsprocesse, etc., — Anomalieen grober, gröberer und gröbster Natur sind von See [1]) zu 81 % gefunden worden; weit vorwiegend kommen sie dem Gehirn zu, aber leider lassen sich für Localisation und Charakter der Choreastörung keine Anhaltspunkte gewinnen.

Eine mikroskopische Untersuchung ist neuerdings von Dr. Elischer [2]) veröffentlicht. Er constatirte Vermehrung der Kerne im Bindegewebe der peripheren Nerven und entlang den Gefässen des Rückenmarks, Verdickung und Kalkablagerung in der Adventitia der Gefässe im Thalamus opticus und Corpus striatum, Auflagerungen an einzelnen Parthieen der Intima, ferner Zellproliferation in der Claustrumformation, — und er glaubt daraus den Schluss ziehen zu müssen, dass die Verlegung des pathologischen Processes in ein Organ unstatthaft sei, dass er auf diffusen, irritativen Vorgängen beruhe.

Gefördert werden wir durch diese Untersuchung auch noch nicht. Der Fall steht allein und war nicht typisch einfach, zwei Gründe, die uns zu entscheiden verhindern, welche Veränderungen genau für die Chorea anzusprechen sind.

Die Versuche von englischer Seite, die Affection wegen ihrer öfteren Coincidenz mit Klappenerkrankungen auf Embolieen im Gehirn zurückzuführen, haben naturgemäss keine Anerkennung gefunden.

Durch die neueren Resultate über die motorischen Centren des Gehirns wird die vom Krenkheitsbilde abgezogene Theorie, welche dort den Sitz sucht, mindestens nicht angefochten. In Experimenten, welche Dr. Bartholow [3]) am menschlichen Gehirn des Leben-

---

1) Sée. Mém. de l'acad. roy. de méd., T. XV, 1850.

2) Virchows Archiv, 1875, Bd. LXIII, Heft 1 u. 2.

3) The Chicago Journ. of nerv. and ment. desease IV. 74. Psychiatr. Centrlbl. 74. 7.

den, nachdem es durch ein Carcinom des Schädeldaches freigelegt war, mit Einsenkung der Elektroden anstellte, zeigen sich bei stärkeren Strömen auf der entgegengesetzten Körperhälfte choreaartige Bewegungen, bestehend in Kopfnicken und Auf- und Abbewegen der Hand.

«Merkwürdig ist es, sagt Hasse, dass die Reflexbewegungen ungestört zu Stande kommen. Wenn man die Kranken sticht, kneipt, u. s. w., so fahren sie zu wie Gesunde mit ununterbrochenen Bewegungen.» Uebrigens ist die Reflexerregbarkeit oft doch wohl erhöht. Vielleicht ist die Erscheinung weniger merkwürdig, wenn man sich die Grundursache der Krankheit in den oberen motorischen Theilen des Gehirns localisirt denkt.

In doppelter Beziehung interessant dafür ist eine Beobachtung von Nothnagel[1]; wo ein Patient — kein Choreakranker — sobald er den Biceps allein innerviren wollte zu gleicher Zeit eine Contraction des antagonistischen Triceps erhielt. Dass es sich nicht um eine Reflexwirkung handelte, liess sich direct nachweisen, — wenn Biceps resp. Triceps allein erregt wurden, blieb der Antagonist vollständig schlaff und weich, — es lag in der That eine centrale Irradiation des Willensimpulses vor, und damit musste postulirt werden, dass im Gehirn auch zwischen den Ganglienzellen für die antagonistisch wirkenden Extremitätenmuskeln anatomische Verbindungen bestehen. Diese Bahnen können unter pathologischen Verhältnissen, wenn die Widerstände für den Erregungsvorgang in den anatomisch præformirten Richtungen andere werden wie gewöhnlich, betreten werden, weil er sich immer in der Richtung der geringsten Widerstände fortpflanzt.

1) Psychiatr. Arch. III, 1872.

Die Choreabewegung nun macht ganz den Eindruck, als ob durch den pathologischen Erregungszustand, welcher das Verhältniss der Widerstände natürlich ändert, eine normal bestehende Hemmung von grossem Widerstand aufgehoben sei, als ob die Stelle, wo sonst der Wille, die Widerstände lösend, eingreift, so irritirt sei, dass sie des Willensimpulses nicht mehr bedarf. Wird dann irgend eine Bewegung mit dem Willen intendirt, wirkt er also in gleicher Richtung ein, mischen sich sofort andere Bewegungen bei, — dagegen vermag der Wille, wenn er die unwillkürliche Bewegung zu unterdrücken sucht, wenn er also in entgegengesetzter Richtung einwirkt, durchzudringen und einen Theil jener Erregung aufzuheben. — Unzweifelhaft sind die Choreabewegungen Mitbewegungen und es liegt nahe zu denken, in einem Muskelcentrum sei der Widerstand, sobald es seinen Erregungsvorgang eingeleitet hat, sofort grösser als an den nebenliegenden Centren in der Richtung zu benachbarten Muskeln, so dass die Erregung direct auf eine dieser Bahnen übertritt.

Diese Mitbewegungen können alle animalen Muskeln befallen und sich bis zu einer Heftigkeit entwickeln, dass der ganze Mensch dem Willen völlig entzogen scheint. Vielfach namentlich und am auffälligsten spielt sich die « Folie des muscles » im Gesicht ab und hier ist hervorzuheben, wie Strabismus öfters, zuweilen auch Nystagmus beobachtet worden. Hervorzuheben ferner ist die unwillkürliche Mit-Innervation des Sprachapparats in exquisiten Fällen, wo sich nicht nur im Stottern eine Beeinträchtigung der Muskelherrschaft, sondern in dem unwillkürlichen Schreien, Austossen beliebiger, sinnlos aneinander gereihter Worte ein den Mitbewegungen analoger Process im Sprachcentrum selbst documentirt. — Wie sehr so das Gehirn als Sitz der

Störung bewiesen wird, erhellt besonders, wenn man sich die physiologische Chorea vergegenwärtigt, die Production von Mitbewegungen beim « normalen » Menschen: — was für unwillkürliche Thorheiten kann der verwirrte Schüler im Examen, ausnahmsweise der Practicant auch am Krankenbett vorbringen, — und umgekehrt selbst, wenn die Gedanken in ungewohnter Klarheit fliegen und schwirren, kommt bei Einzelnen, sobald ihre Stimmung durch den Genuss Bieres oder Weines etwas exaltirt geworden, ein lästiges Stottern der mit mühseliger Geschwindigkeit den Gedanken nachstolpernden Worte zu Stande. — Ich kannte einen Clavierspieler, dessen Empfindung grösser war als seine Geschicklichkeit, — phantasirte derselbe auf dem Instrument, geschah es leicht, dass eine wahre Chorea der Töne anhub — Missklänge, die ihn bei Anderen mit Entsetzen erfüllt hätten, wirbelten aus den Tasten und selbst verstimmt sprang er alsdann empor; — dem Schreibenden, welcher über allzu raschem Dictiren ärgerlich und erregt wird, springen, wenn nicht gar Worte, so doch Buchstaben aus der Feder, die er nicht beabsichtigt hat — etc. in infinitum, in Alledem haben wir momentan genau den Vorgang, somatisch und psychisch, welcher sich bei der Chorea continuirlich und crasser abspielt. Den Schwimmer muss ich doch auch noch erwähnen, der die « Geistesgegenwart » plötzlich verliert, — sei er sonst im Vollbesitz seiner Fertigkeit, er kann in ein Zappeln und Strampeln, in eine allgemeine Muskelverwirrung gerathen, die dem Bilde eines an schwerster Chorea leidenden Patienten Nichts nachgibt.

In allen diesen Beispielen wird Niemand die cerebrale Innervationsanomalie in Frage stellen.

Wenn ich die einzelnen Beiträge zusammenfasse, gestaltet sich das Bild der mehr oder minder mit psychischer Alteration combinirten Muskelunruhe oder der mehr oder minder mit Muskelunruhe combinirten psychischen Alteration etwa folgendermassen.

Diejenige Erblickheit, dass die Eltern der befallenen Patienten auch an Chorea gelitten haben, ist selten beobachtet. Kunze [1]) sagt: «ich sah die Chorea mehrmals als erblichen Zustand.» Sée hat nur 18 Fälle solcher Erblichkeit gefunden. Aber dass die Eltern grade Chorea gehabt, ist, um eine erbliche Anlage zu constatiren, für dies Leiden noch weniger zu fordern als für andere Psychosen. Denn es stellt ja nur die meist rasch vorübergehende, und, was dieser Argumentation nicht ungünstig ist, gern recidivirende Entladung eines «nervösen», reizbaren Zustandes dar. Ob dieselbe zu Stande kömmt, hängt vorzüglich von Umständen ab, die eine geringe Widerstandskraft setzen. Diese dispositionelle Erblichkeit im Gegensatz zu jener specifischen Erblichkeit wird oft genug beobachtet. «Es mag richtig sein, was viele Praktiker anführen, dass die Kinder von nervösen Personen überhaupt, oder von solchen, die mit verschiedenen Nervenkrankheiten behaftet waren, häufiger als andere den Veitstanz bekamen.» (Hasse.)

Die begünstigenden Verhältnisse sind zunächst allgemeiner, ich möchte sagen «vorbereitender» Art, — Pubertätszeit, weibliches Geschlecht, Anämie, Rheumatismus, Herzkrankheiten, Schwächezustände als Ernährungsanomalieen, Schwangerschaft — und dann besonderer Art, wo man sie Gelegenheitsursachen nennt, — zumal Schreck und Gemüthsaffecte. Letztere sind nichts anderes, leisten nichts anderes als in einen gewaltsamen Moment zusammengedrängt, was erstere in allmählicher Vorbereitung; beide verhalten sich wie z. B.: Zerrung und Riss, aber die eigentliche Ursache

1) Kunze Compendium der praktischen Medicin 1874.

in beiden ist dieselbe und scheint sich vorzugsweise auf eine Störung der Abhängigkeit zu beziehen, welche das Nervenleben dem Circulationssystem schuldet. — So scheint mir die Unterscheidung von einfacher und complicirter Chorea im Allgemeinen nur eine praktische zu sein, ihrem Wesen nach aber das, was man wenigstens gewöhnlich als complicirte oder als einfache Form bezeichnet, nicht getrennt werden zu müssen. Die meisten sogenannten Complicationen sind auf somatischem Gebiet begünstigende Ursachen; — Anämie, Schwangerschaft, Rheumatismus etc., — dann wäre auch die einfache Form stets z. B. mit Pubertät complicirt, oder auf psychischem Gebiet das schärfer ausgesprochene Seelenleiden, — Manie, Hysterie etc., dann wäre auch die einfache Form mit abnormer Reizbarkeit des Gemüths complicirt, — also gäbe es keine einfache Form, — oder, die sogenannten Complicationen ersterer Art sind keine eigentlichen Complicationen, da sie nur als ursächliche Momente zu betrachten sind, und diejenigen der zweiten Art nur höhere Grade der Krankheit in gleichgerichteter Entwicklung, folglich auch nicht Complicationen, so fiele auch die Form fort, welche man gewöhnlich die complicirte nennt.

Setzen wir also voraus, dass eine Disposition zur Chorea besteht, so stellt diese dann eine Disposition zur Erkrankung des Gehirns gemeinsam in seinen Muskelcoordinationscentren und der Psyche dar. Der Ausbruch entlädt sich in der Richtung des geringeren Widerstandes oder der grösseren Disposition, — oft allmählich anschwellend, oft plötzlich einsetzend. Die ersten Veränderungen können sich in beiden Gebieten abspielen, oft meldet sich die langsam auftretende Krankheit durch Erscheinungen an einzelnen Muskeln («Ungeschicklichkeiten»), häufig aber auch durch auffallende psychische Symptome an. In der Mehrzahl der leichteren Fälle ist die vorwiegende Disposition die somatische, aber immer geht mindestens eine erhöhte Reizbarkeit des Gemüths neben der Muskelunruhe einher.

Die Steigerung der psychischen Symptome geht in einer grossen Reihe von Fällen Hand in Hand mit der Entwicklung der Muskelunruhe, aber darum brauchen sie noch nicht secundär zu sein, wenigstens keinenfalls in dem Sinne secundär — und gegen diese Auffassung wende ich mich, — dass sie, weil an der Genese der Muskelunruhe erklärbar, nicht doch eine krankheitliche Veränderung wären, nur eine unwesentliche Beigabe ausmachten, ganz in die Grenzen des Normalen eingeschoben werden könnten. Dass sich die beiden Reizzustände gegenseitig verstärken, fällt mir nicht ein zu bestreiten, der erste Blick lehrt es.

Die oft schon «prodromale» Reizbarkeit des Gemüths hat einen sehr einfachen Character, so mannigfaltige Ausdrücke sie bezeichnen. Die Patienten sind ungewöhnlich niedergeschlagen, oder sind ungewöhnlich lustig, oder sie haben abwechselnd Anfälle von Aufregung und Depression, — weinen, schreien, lachen ohne Veranlassung, — sie sind mürrisch, neigen zum Jähzorn, früher lenksam und geduldig, zeigen sie sich widerspenstig und zanksüchtig, — sonst geliebte Personen erregen ihren Widerwillen, der sich bis zur Thätlichkeit versteigt, — wo Gemüth und Verstand sich berühren, macht sich ein analoger Reizzustand geltend, — die Kinder, — von diesen spreche ich hauptsächlich — sind unruhigen Geistes, zerstreut, gedankenlos, vergesslich, sind unaufmerksam, fassen schwerer auf. Das Benehmen der Erwachsenen zeichnet sich zunächst oft dadurch aus, dass es nicht anders ist als das der Kinder, — meist ist ihre Stimmung auffallend erhöht, äussert sich in exaltirter Redefertigkeit, zeitweiliger Erleichterung durch lautes Geschrei, ihre Empfindlichkeit erträgt keinen

Widerspruch, sie weigern sich zu essen oder Arznei zu nehmen, sie sind extravagant, bizarr.

Häufig stellt sich erst ein reizbares Stadium ein, dem die gehobene Stimmung folgt.

Wir haben hier wenig Aeusserungen, die nicht auch bei «gesunden» Menschen, vorzüglich bei schlecht erzogenen, angetroffen werden könnten, — aber nicht dass die Patienten so sind, sondern dass sie so geworden sind, ist das Wesentliche. Die Steigerung zur «Manie» nun erst Psychose heissen zu wollen, bedeutet doch die Definition des Zustandes nicht von den Menschen, die daran leiden, sondern von den Mitmenschen aus aufstellen, die darunter leiden.

Russel unterscheidet zwei distincte Formen des Verlaufes, Chorea mit Delirium oder mit Manie. Ich denke es ist, hochgradig ausgeprägt, dieselbe Verschiedenheit, welche schon in den niederen Entwicklungsstufen erkennbar ist und sich dort oft successive folgt, einmal die gereizte und dann die gehobene Stimmung, ein passiveres und ein activeres Verhalten. In letzterem sind die Centren des bewussten Willens mitergriffen. In heftig entwickelten Fällen ist die Form mit Delirium die passive, diejenige mit Manie die active Form. Naturgemäss schliesst sie die Complicirung durch Hallucinationen mehr an jene an. Der Schlaf ist fast stets gestört.

Eine Parallelität zwischen der Muskelstörung und der Geistesstörung braucht nicht nothwendig zu bestehen. Es gibt Fälle wo diese, es gibt Fälle wo jene zurücktritt. Je nach der individuellen Disposition können beide in verschiedener Gradhöhe erscheinen. So entwickelt sich in einer Reihe von Fällen die psychische Alteration mit und an der Entwicklung der Muskelunruhe; so begleitet in anderen die Muskelstörung minder imponirend eine heftigere psychische Alteration. Diese beiden Reihen aber stehen sich nicht principiell gegenüber, sondern bilden eine fortlaufende Kette von allen nur möglichen Fällen, so dass der Gegensatz der jederseits sehr prägnant forcirten Krankheitsbilder, weil vermittelbar, — namentlich durch eine Beobachtung wie No. IV. vermittelbar, — nur ein scheinbarer ist.

Wären aber wirklich in einem Falle die psychischen Erscheinungen auch ganz so wie sie in unserer Chorea zu sein pflegen, entsprächen ihr sonst alle Momente, wie Disposition, Ursachen, Verlauf etc., — kurz fehlte nur die Muskelstörung, so könnte dies Krankheitsbild doch nimmermehr Chorea genannt werden genau ebenso wie es unrichtig ist, indem man von den Symptomen der Epilepsie ein bestimmtes Bild der psychischen Affection absondert, einen diesem analogen Fall von Mania transitoria, in welcher auch Verminderung oder Verlust der Erinnerung stattgefunden, als Epilepsie zu diagnosticiren, ohne dass oder ehe dass man den eigentlich epileptischen Anfall constatirt hat.

Ich möchte also die Thesen aufrecht erhalten:

Die gut ausgeprägte Chorea umfasst die beiden Elementarsymptome einer unwillkürlichen Muskelbewegung und einer Alteration des Gemüths und des Willens.

Die intellectuelle Störung ist kein Elementarsymptom des engeren Krankheitsbildes, weil sich ihr Entstehen immer als Folgezustand an die Gemüthsstörung anknüpft. Patienten von anfänglich normaler Intelligenz werden in ihr nur beeinträchtigt auf Grund des stark vorhandenen Primärsymptoms der Gemüthserregung, welche die Concentration des Denkens unmöglich macht, sie leidet niemals beträchtlich bei geringer Gemüthserregung. Idioten disponiren zur Chorea nicht als schwachsinnige, sondern als in Gemüth und Willen labile Individuen. Natürlich hat die Störung des Intellects den Character der Krankheit, aus der sie hervorgeht, den Character der Chorea.

Krankengeschichten:

I.

24. XII. 74. Leonie Lewinsky, 21 Jahre, Malersfrau. Eine Tante von ihr war mit Epilepsie behaftet, eine andere befindet sich in einer Irrenanstalt. — Sie acquirirte mit 15 Jahren eine Scarlatina. Eintritt der Menses im 13. Jahre, stets regelmässig. Vor 2½ Jahren wurde sie ohne besondere Schwierigkeiten von einem gut entwickelten Kinde entbunden, und stillte sie es acht Monate.

Die Kranke beschäftigt sich seit ihrem 14. Lebensjahre mit dem Poliren von Gold- und Silbersachen und gibt an, dass diese Arbeit sehr mühsam sei. Im Juni 1874 traten, beschränkt auf die unteren Extremitäten, ab und zu krampfhafte, leicht choreartige Bewegungen auf. Jeder Gemüthsaffect wird in Abrede gestellt. Dieser Zustand hielt ungefähr 6 Wochen an.

Im October cessirten die Menses und P. litt viel, besonders Morgens an heftigem Erbrechen.

Nachdem sie schon Ende November öfters Gegenstände wie ungeschickt hatte fallen lassen, erkrankte sie Anfangs December an einer zweiten, aber in Extensität und Intensität besser ausgeprägten Chorea. Bei ihren Bewegungen entsprach dem energischeren, bewussteren Wollen eine in gleichem Maasse grössere und auffallendere Muskelunruhe. Der Gesichtsausdruck hatte meist etwas Albernes, mitunter producirte sie ein nichtssagendes Lachen und starke Grimassen. Um Mitte December erreichte die Störung ihren Höhepunkt. P. vermochte oft nicht, den Löffel zum Munde zu führen, der Kopf wurde häufig geschüttelt, nach abwärts oder nach der Seite gezogen. Obere wie untere Extremitäten machten beständig krampfhafte Bewegungen; das Schlucken war behindert. Sie schlief schwer ein und fuhr oft im Schlummer heftig empor.

Status præsens:

Gracile, mittelgrosse, mässig anämische Frau. Die Zunge wird grade hervorgestreckt. Lungen frei, Herzdämpfung und Herztöne normal. Der vergrösserte Uterus steht eine Handbreit über der Symphyse.

Alle willkürlichen Muskeln zeigen sich von einer ausgebildeten Chorea ergriffen. Kopf bald nach vorn, bald nach hinten, bald nach oben oder unten, bald nach den Seiten hingeschnellt. Gesichtsmuskeln in beständiger Bewegung; der Mund ist meist zum Lachen verzogen, die Zunge relativ ruhig, das Kauen und Schlucken beeinträchtigt, das Sprechen dagegen nicht erschwert. Die oberen Extremitäten werden geschleudert, vielfach die Hände pronirt und supinirt, dann wiederum flectirt und extendirt. Auch die unteren Extremitäten zeigen ein lebhaftes Muskelspiel und eine so continuirliche Unruhe, dass die Kranke keinen Augenblick stehen oder still sitzen kann, sondern umhertrippelt und die Beine übereinander schlägt. Wenn sie eine combinirte Bewegung versucht, oder sich beobachtet weiss, nimmt die Störung an Intensität und Extensität zu.

Das Bewusstsein ist ungetrübt. Hallucinationen und Wahnvorstellungen nicht vorhanden, dagegen besteht eine ausserordentliche Erregung. P. bleibt nie auf einem Fleck, springt im Zimmer umher, spricht fortwährend, erzählt, singt, gesticulirt dabei lebhaft. Störung anscheinend heiter, exaltirt, aber leicht umschlagend, bei den geringsten Anlässen Neigung zu Thränen.

25. XII. Schlaf unruhig. P. wirft und wälzt sich im Bett herum, und muss dasselbe, da sie herauszugleiten droht, mit Schutzmassregeln versehen werden. Die Klagen beziehen sich besonders auf die Schluckbeschwerden.

27. XII. Bedeutende Remission. Die krampfhaften Bewegungen des Kopfes sind verschwunden, die der Gesichtsmuskeln und der Extremitäten haben abgenommen. Das Schlucken geht sehr leicht von Statten. Der Schlaf ist gut.

5. I. Stetige Besserung. P. klagt über Heimweh, und bricht, als ihre Entlassung noch in Frage gestellt worden, in heftiges Weinen aus, dem bald unmotivirtes Lachen folgt.

8. I. P. verlässt das Spital, psychisch genesen und auch von den körperlichen Choreasymptomen fast völlig befreit.

II.

30. X. 72. Marie Gerteis, Magd, 29 Jahre.

Vor 5 Jahren soll sie eine Kopfkrankheit von sechswöchentlicher Dauer in Carlsruhe durchgemacht haben. Stets stille für sich und eingezogen, habe sie nie Freude an Lustbarkeit und Tanz gefunden. Sie sei seit einigen Tagen reizbar, lache ab und zu vor sich hin, weine auch mitunter ohne Grund, sei die beiden letzten Nächte unruhig gewesen und habe viel gestöhnt, gelacht, vor sich hin gesprochen. Die vorigen Tage habe sie mehrere Teller und Tassen zerbrochen, in den Armen gezuckt, vorgestern sei sie äusserst unruhig, ihr Gang auffallend gewesen; ohne Veranlassung habe sie Leute im Hause ausgeschimpft. Mit ihrer Familie stehe sie auf schlechtem Fusse, nachdem sie vor fünf Jahren aus einem guten Dienste entlaufen.

Status præsens.

Pat., mehr als mittelgross, von starkem Knochenbau, guter Musculatur und mässigem Fettpolster befindet sich in activer Rückenlage. Gesicht stark hyperämisch. Zunge belegt, zittert. Linker Mundwinkel etwas verzogen. Pupillenweite gleich. Herz und Lungen normal, Bauch mässig aufgetrieben, in der regio epigastrica auf Druck schmerzhaft. Die Untersuchung der Genitalien scheitert an dem Widerstande der P. Pulsus celer 88. Temp. 37,9.

P. spricht sehr abrupt, klagt über starken Schwindel, den sie seit einer Woche schon habe, und über heftigen Kopfschmerz in der rechten Schläfengegend, — sei seit drei Tagen obstipirt, — habe, ohne dass sie wisse warum, die letzte Zeit nicht schlafen können und sei desshalb Nachts zuweilen aufgestanden. Schon früher habe sie sich in Carlsruhe in einem ähnlichen Zustande befunden. Macht ab und zu unpassende Bewegungen, fährt plötzlich auf, dreht den Kopf bald rechts, bald links, schnellt mitunter den Oberkörper empor.

5. XI. P. sitzt fast keinen Augenblick ruhig, schneidet in auffallender Weise Grimassen, runzelt und glättet abwechselnd die Stirn, öffnet und schliesst die Augenlider, verzieht den Mund, lacht vor sich hin, dreht den Kopf bald nach vorn, bald nach hinten. Wenn sie sich erhoben, steht sie kaum eine Minute still, — hebt und senkt unwillkürlich ihre Schultern,

beugt die Wirbelsäule bald vorn- bald hintenüber. Die oberen Extremitäten zeigen, die rechte stärker, grosse Muskelunruhe. Im Ellbogen und Handgelenk wechseln Flexion und Extension, Pronation und Supination. Die Sprache deutlich, nicht ataktisch.

Sonderbarer Gang, — macht ab und zu plötzlich einen Schritt vorwärts, plötzlich wieder rückwärts, und beharrt dann eine Zeitlang in dieser Stellung. (Bocksprünge.)

Sie klagt über Stirnkopfschmerz.

18. XI. Nachts mehrere Male aufgestanden; sprach und lachte viel vor sich hin; schnellte im Bette oft empor. Beherrscht heute Morgen ihre Bewegungen besser.

25. XI. Raisonnirendes und querulirendes Wesen, könne nicht schlafen, möchte entlassen werden, oder in einen andern Saal kommen.

Grosser Stimmungswechsel; während sie klagt, beginnt sie unmotivirt zu lachen, zeigt sich sehr empfindlich und eigensinnig. Die Bewegungsstörung hat seit einigen Tagen an Stärke und Ausdehnung bedeutend abgenommen.

28. XI. Abends 0,02 Morphium. Erbrechen Nachts.

5. XII. Heute Muskelunruhe ausserordentlich heftig. P. vermag ihre Bewegungen keinen einzigen Augenblick zu regieren; dieselben nehmen noch bedeutend zu, sobald sie ihnen Aufmerksamkeit schenkt oder sich beobachtet weiss. Stricken, Nähen etc. ganz unmöglich. Raisonnirt mehr wie je.

6. XII. Klagt wieder über Schlaflosigkeit, weigert sich aber Chloral zu nehmen.

8. XII. Ging gestern später wie die übrigen Kranken an's Essen, besah sich fleissig ihren Löffel, führte die Nahrung bis an den Mund, und setzte sie dann, ohne

etwas genommen zu haben, wieder ab. Spuckt heute viel, sagt, man wolle sie vergiften.

12. XII. Ist sehr reizbar, sucht Händel mit ihren Colleginnen, schimpft in gemeiner Weise, schlägt eine andere Kranke, welche viel spricht und sie damit genirt. Wird nach dem Depôt versetzt.

29. XII. Verlangt ungestüm ihre Entlassung, da sie gesund sei und ihre Stelle als Dienstmagd gut versehen könne. Bleibe sie hier, werde sie bald todt sein. Will nicht in einem Bett schlafen, in dem vor einigen Tagen eine Kranke gestorben. Baut sich Abends Barricaden vor's Bett, um sich zu isoliren. Lacht und grimassirt viel. Ist wieder im Saal.

8. I. Seit einigen Tagen wiederum starke Muskelunruhe. Schnürt ihr Bündel, drängt heftig fort, sinnt auf Flucht. Abends Exacerbation der Bewegungsstörung und Zunahme des Raisonnements. Will nicht in's Bett, schaut bis in die Nacht zum Fenster hinaus.

24. I. Wird gewaltthätig. In's Depôt.

1. II. Raisonnement unverändert, schlägt die Anderen ohne Grund. 10. II. In den Saal zurück.

14. II. Seit einigen Tagen erträglich. Choreabewegungen seltner. Gebessert entlassen.

III.

Sophie Lackermann, 20 Jahre, ledig, aufgenommen d. 5. II. 75.

Der Vater, ein achtbarer Beamter, ist geistesgesund; die Mutter leidet seit mehr als 10 Jahren an Folie raisonnante und hat hysterische Anfälle, in welchen sie öfters schreiend und tobend auf dem Boden liegt. Psychisch abnorm ferner ein Bruder der Mutter und ein Onkel des Vaters. P., die ursprünglich normal gewesen sein soll, lernte ziemlich, dagegen war sie doch stets vergesslich, blieb selbst bei kleinen Commissionen oft Taglang unterwegs. Körperlich entwickelte sie sich sehr langsam. An Veitstanzbewegungen soll sie niemals gelitten haben, allein sie habe als Kind zuweilen in Armen und Gesicht gezuckt, und im Alter von 12 Jahren Momente wie geistesabwesend dagestanden.

Um Weihnachten 1873 erster Anfall; sie lag 14 Tage zu Bett. Sie war unzugänglich, erregt, weinte und lachte vor sich hin, und befand sich dann wieder in einem soporösen Zustande. Genickstarre war vorhanden, und der behandelnde Arzt fasste die Affection als Meningitis auf. Die heftigeren Symptome gingen zurück, doch habe sie sich nie mehr völlig beruhigt.

Die Mutter hat sie in der verkehrtesten Weise aufgezogen, hat sie bald und zwar auch körperlich arg misshandelt, bald mit Zärtlichkeiten überhäuft. Obwohl die wohlhabenden Leute dessen durchaus nicht benöthigt, wurde P. vor drei Jahren von der Mutter ohne Vorwissen des Vaters als Köchin zu einem Pfarrer auf's Land geschickt, plötzlich aber wieder fortgenommen und dem Dienst bei einer Arbeiterfamilie auf einem Fort übergeben. — Es ging ihr am besten, als die Mutter einmal einige Wochen verreist war, sonst war sie seit ihrem Anfall immer hier und da aufgeregt, unzugänglich, geberdete sich kindisch. Sollte zuletzt wieder trotz ihrer Abneigung gegen Handarbeiten das Schneidern lernen und wurde dabei sehr gequält. Ihr Wesen verschlimmerte sich, sie konnte nicht mehr arbeiten, in erregtem Zustande wurde sie in's Spital gebracht. Der Anfang der Choreabewegungen hat keinen bestimmten Termin.

Status præsens.

Kleines, noch wenig entwickeltes Mädchen. Kleiner schmaler Kopf. Strabismus convergens dexter, der früher schon bestanden haben soll. Regel vorhanden. P. lässt genaue Körperuntersuchung nicht zu. Läuft meist albern für sich lächelnd umher, steht und liegt in den Ecken, beständig die Hände in Choreaunruhe. Leichte Chorea des Gesichts. Gibt gar keine vernünftige Auskunft. Klagt über Kopfschmerzen.

Mai. Stärkere Aufregung. Schlägt, zerreisst.

Juni. Ist jetzt ziemlich dauernd in heiterer Erregung.

Ruhiges Stehen, Sitzen, Gehen unmöglich. Keine Minute ist P. still. Die Chorea allgemein. P. droht aus dem Bett zu fallen. Beim Essen und Trinken mischen sich die unwillkürlichen Bewegungen in der auffälligsten Weise ein. Der Strabismus wird sehr oft durch die Chorea verstärkt. Forwährend bringt P. sinn- und zusammenhanglos durcheinander gewürfelte Worte vor, kichert, lacht unbändig, schwatzt wieder in unsinnigem Wirrwarr. Eine Unterhaltung total unmöglich. — Behandlung mit hydropathischen Umschlägen, welche wie die anfängliche mit Narcoticis erfolglos bleibt, lässt sie sich gefallen, sie liegt ganz ruhig und fühlt sich offenbar wohl dabei. Nachher aber hebt der alte Tanz von Neuem an.

IV.

Elisab. Albrecht, 35 Jahre, aufgenommen den 12. August 71, war in ihrer früheren Jugend gesund. Im 15. Jahre bestand sie ein schweres Nervenfieber und soll von dieser Zeit ab regelmässig im Frühjahr Anfälle von Schwermuth gehabt haben, die aber gewöhnlich rasch wieder vorübergingen. Sie war mehrere Jahre im Dienst. 1855 befand sie sich ein Vierteljahr lang in der Irrenabtheilung des Juliusspitals, — über die Form der damaligen Erkrankung ist Nichts bekannt. Nach ihrem Austritt diente sie noch einige Jahre, musste jedoch, da ihr Leiden überhandnahm, zu ihrer Mutter in die Heimath zurückkehren, wo beide in dürftigen Verhältnissen lebten. — Heredität nicht bekannt. Die Mutter ist gesund.

Seit etwa acht Jahren nimmt die Krankheit derart zu, dass die Anfälle melancholischer Verstimmung häufiger eintreten, besonders zur Menstruationszeit. P. ist dann zanksüchtig, fängt mit der Mutter Streit an, weigert sich zu arbeiten und hat Krämpfe in verschiedenen Muskelgruppen.

14 Tage vor der Aufnahme steigerte sich die Aufregung so sehr, dass P. überwacht werden musste. Sie zertrümmerte alles Geräthe, bedrohte und schlug ihre Mutter, wollte das Haus anzünden etc. Dieser Zustand noch bei der Aufnahme. Sie sprach beständig in zornigem Ton, gab nur theilweise Antwort, ohne den Fragenden anzusehen, schimpfte über die Mutter und ihre Ortsangehörigen; die Leute zu Hause seien verrückt, man wolle sie im Spital nur los werden etc. — Dabei befindet sich P. in beständiger Muskelunruhe, der Kopf wird von einer Seite zur andern geworfen, die Augen werden verdreht, fortwährend zeigen sich Zuckungen bald in der einen, bald in der anderen Gesichtshälfte. Steht P., beugt sie den Rumpf in wiegenden Bewegungen, bald vor- bald rückwärts, bald zur Seite; im Bett wälzt sie sich herum. Auch die Arme stets unruhig, werden oft krampfhaft vom Körper weggeschleudert. Gesicht dabei meist geröthet. Haut zur Transpiration geneigt.

In dieser Verfassung verblieb P. während der ersten acht Tage; von da an wurde sie ein wenig zugänglicher, gab mehr Auskunft, fing an etwas zu arbeiten. Die unwillkürlichen Zuckungen in einzelnen Muskelgruppen bestehen fort und characterisiren sich deutlich als Chorea.

26. Aug. Ungenügende, wenig schmerzhafte Periode.

Während den folgenden Wochen zeigte die Kranke ein ziemlich geordnetes Verhalten, arbeitete fleissig, die Zuckungen nahmen ab, ohne ganz zu verschwinden.

Status præsens.

Mittelgrosser, graciler Körper. Musculatur mässig. Anämie der Haut und der Schleimhäute. Brustorgane normal, Leib etwas gespannt. Scheideneingang ohne Rest eines Hymen, Uterus stark antevertirt, aber nicht vergrössert. Geringer fluor albus. — Schädelbildung nicht abnorm. Keine Pupillendifferenz.

P. gibt an, dass sie an dem «Nervenzucken» schon seit langer Zeit leide, und dass es besonders während der Regel stärker auftrete. Sie unterscheidet dabei zweierlei Zustände. Entweder ist die Menstruation mit starken Schmerzen verbunden, so dass sie mehrere Tage zu Bett liegen muss, dann fühlt sie sich mit ihrem Ablauf ganz wohl und ist von normaler Stimmung. Die Zuckungen nehmen nicht zu. Oder die Menstruation vergeht ohne eigentlichen Beschwerden, ist aber meist nur schwach, dann fühlt sie unmittelbar darauf, dass es ihr in den Kopf steigt, sie ärgerlich und reizbar wird, keinen Appetit hat und heftiges Magendrücken bekömmt. Die Zuckungen werden stärker.

Sie sei aber immer im Stande gewesen, sich mit ihren Hausmitteln selbst zu helfen, sie trinke viel warmen Thee, und bleibe so lange als möglich zu Bett, — so werde sie über den Zustand Herr. Sie will darum auch jetzt nicht im Spital bleiben und verlangt regelmässig, zuweilen sehr ungeduldig, ihre Entlassung. Gegen die Mutter ist sie immer noch gereizt.

21.—23. Sept. Menstruation. Zunahme der Chorea. Besonders wenn man einige Zeit mit der Kranken spricht, werden die Krämpfe gesteigert. Sie schleudert dann ihre Arme nach allen Seiten umher, so dass man, um nicht geschlagen zu werden, sie halten mus. Stimmung wieder sehr gereizt, häufiges Schimpfen, dabei leicht nymphomanisches Benehmen.

Wenige Tage nach der Periode wurde sie wieder freundlicher, fing an zu arbeiten, lärmte weniger.

21.—23. Oct. Menstruation. Stärkere Aufregung, in der die Pat. Kleider und Betten zerreist, und in der Zelle isolirt werden muss. Mit Ablauf der Menses rasche Besserung, so dass auf Wunsch Versetzung in die Abtheilung der Ruhigen stattfindet. Zuckungen wesentlich auf die Gesichts- und Halsmuskeln beschränkt.

Die Kranke arbeitet fleissig, zeigt ein etwas scheues Wesen, versteckt sich gern während der Visite.

16. Nov. Abermals Menses, doch ohne dass sich eine Aenderung im Benehmen geltend machte. Dieselben waren schwach, schmerzlos und gingen mit einem Tage vorüber.

27. Nov. fiel das barsche, unwirsche Wesen der Pat. auf, sie verweigerte die gestellten Fragen zu beantworten, forderte ungestüm ihre Entlassung, schimpfte laut, schlug die Thüren zu, — musste in die untere Abtheilung verbracht werden.

28. Nov. Zunahme der Aufregung. Sie misshandelte ihre Mitkranken, zerbrach ihr Geschirr, zertrümmerte mehrere Fenster, tobte anhaltend, kam daher in die Zelle.

29. u. 30. Nov. Status idem. Sie zerzupft ihr Bett, kann nicht ohne Aufsicht zu anderen Kranken gelassen werden. Chorea ganz zurückgetreten.

1. Dec. Exaltation etwas geringer. Schimpft noch viel, ist aber weniger aggressiv, bleibt im Bett, in dem sie sich fortwährend herumwirft.

Vom 6. Dec. wieder Zunahme der Aufregung.

12. Dec. Eintritt der Menses. Nachts grosse Unruhe. Lärmendes, unzufriedenes Benehmen.

Vom 16. Dec. ab mehr Ruhe.

27.—31. Dec. Wieder tobsüchtige Aufregung.

6. Jan. 72. Menses. Einige Tage vorher Steigerung der Aufregung. Starkes Krankheitsgefühl, sie bleibt zu Bett. Klagt sehr über Leib- und Kreuzschmerzen. Die Exaltation erreicht diesmal nicht denselben Grad wie früher, die Chorea dagegen wieder sehr ausgeprägt.

Mitte Januar, aufs Neue Zunahme der Aufregung mit vorübergehender Tobsucht.

In den letzten Tagen des Monats geordnetes Verhalten.

2. Febr. Menstruation. Chorea ohne Tobsucht.

Die Aufregung verlor sich in der Folgezeit völlig, die Kranke wurde ruhig und freundlich, arbeitsam, konnte in die obere Abtheilung zurückkehren.

Während den vergangenen Aufregungsperioden war regelmässig ein antagonistisches Verhältniss zwischen Chorea und motorischer Aufregung zu constatiren. Die Paroxysmen leiteten sich gewöhnlich durch eine Zunahme der Chorea ein, die sich besonders im Gespräch, und wenn Pat. irgendwie irritirt wurde, zu erkennen gab. Namentlich die klinischen Visiten veranlassten jedesmal eine Steigerung, wesshalb sie denselben so oft als möglich aus dem Wege zu gehen suchte.

Gleichzeitig mit der Chorea nahm dann die gereizte Stimmung überhand. Es wiederholten sich stets die Klagen, dass man sie nicht habe ins Spital bringen sollen, gesund werde sie doch nicht mehr, von ihren Schmerzen bei der Regel könne man sie auch nicht befreien. Dann hörte sie auf zu arbeiten, lief beständig auf dem Gang umher, warf die Geräthschaften durcheinander und wurde aggressiv. Mit diesem Stadium war die Chorea immer vollständig verschwunden. Die Kranke drängte sich bei jeder

Visite in den Vordergrund, schimpfte laut und schrie, wurde auch gelegentlich ausgelassen, lustig und muthwillig, war aber frei von den sonstigen Jactationen und den Zuckungen im Gesicht, — sie unterschied sich in Nichts von einer einfach Tobsüchtigen.

Mit Nachlass der Aufregung kamen zunächst die choreischen Bewegungen wieder. Diesmal aber nahmen sie gleichfalls rasch ab, um nur noch gelegentlich bei gemüthlicher Erregung wieder hervorzutreten.

26. Febr. Menstruation. Chorea etwas verstärkt. Schmerzen im Unterleib und Kreuz. Die Kranke bleibt mehrere Tage zu Bett. Aufregung nicht vorhanden.

21. März—16. April -10. Mai. Menstruation mit gleichen Symptomen.

Behandlung mit Bromkali durch März, April, Anfang Mai. Von da ab electrische Behandlung.

Das Verhalten der P. während dieser ganzen Zeit von Anfang Februar an war ein geordnetes, bescheidenes. Häufige Klagen über Kreuzschmerzen, die während der Menstruation sehr zunahmen, dann auch Kopfweh, allgemeines Unwohlsein und Muskelunruhe, aber ohne psychische Abnormitäten. Kurz vor der letzten Periode wieder deprimirte, hypochondrische Stimmung, doch keine Aufregung. Verlangt oft entlassen zu werden. Am 12. Mai wurde ihr, wie schon mehrfach geschehn, freier Ausgang erlaubt, von dem sie diesmal nicht zurückkehrte. Nach Meldung der Mutter ist sie in der Heimath angelangt.

V.

Matheis, Wilh., 20 Jahre, kath., ledig, stud. theol., aufgenommen d. 4 I 72.

Beide Eltern, — der Vater ist Schullehrer, — sowie die Geschwister sollen gesund sein, von der Mutter hat

P. nach seiner Angabe sein lebhaftes, unruhiges Temperament geerbt. Schwere körperliche Erkrankungen hat er noch nicht durchgemacht. Er hat bei guten geistigen Anlagen stets leicht gelernt, nahm in der Schule immer einen der ersten Plätze ein und erwarb sich mit Hülfe seines guten Gedächtnisses einen grossen Vorrath verschiedenartiger Kenntnisse aus allen möglichen Wissensgebieten. Aus dem Convict wurde er wegen irgend eines Subordinationsfehlers dimittirt. 70 absolvirte er das Gymnasium und bezog die hiesige Universität, an der er sich, seine Lesewuth fortsetzend, mit philosophischen und theologischen Studien beschäftigte, von seinen Kameraden wegen seiner vielseitigen Kenntnisse geschätzt wurde und den Lehrern als besonders befähigt auffiel. Dabei wurde aber auch stets seine geistige Unruhe bemerkt, die grosse Lebhaftigkeit, mit der er Alles behandelte und die besonders hervortrat, wenn er erzählte oder disputirte. Sein ganzer Körper war dann in Bewegung und starke Gesticulationen begleiteten seine Reden. Mehr als den Character der Lebhaftigkeit haben sie jedoch allen seinen Bekannten zufolge nicht an sich getragen. Erst zwei Tage vor der Aufnahme erhielten sie ein Veitstanzartiges Gepräge.

Bei seinen eifrigen Studien gewöhnte er sich namentlich im Lauf dieses Winters an eine äusserst unregelmässige Lebensweise. Schon längere Zeit klagte er häufig über Verdauungsbeschwerden, Magendrücken, Sodbrennen, angehaltenen Stuhl, bald gänzliche Appetitlosigkeit, bald Heisshunger, — der Schlaf war oft schlecht und unruhig.

Vor 14 Tagen hatte er in der Bibliothek, da er ein Buch in etwas brüsker Weise auf den Tisch gelegt, einen kleinen Scandal und Wortwechsel mit dem Bibliothekar. Dadurch fühlte er sich lebhaft erregt, in seiner

Ehre gekränkt, erzählte die Geschichte seinen sämmtlichen Bekannten immer wieder und mit den kleinsten Détails, suchte sein Benehmen zu rechtfertigen, glaubte dann wieder selbst im Unrecht zu sein, machte mehrere Versöhnungsversuche, war aber jedesmal so aufgeregt, dass es nicht zur Verständigung kam.

In den folgenden Tagen wuchs seine Aufregung, es litt ihn nicht mehr zu Hause, er suchte beständig seine Freunde auf, fing immer wieder von der Geschichte an, ohne mit ihr fertig zu werden. Er lebte noch unregelmässiger, schlief höchst unruhig, überwarf sich mit seiner Hausfrau, bekam Scandal mit mehreren Bekannten. Einer sagte ihm im Lesezimmer, er solle nicht immer hüsteln, das lasse sich schon unterdrücken; er fühlte sich dadurch beleidigt, — denn es komme unwillkürlich, er empfinde überhaupt mehr und mehr, dass er die Herrschaft über seinen Körper und seine Bewegungen verliere.

Zwei Tage vor seiner Aufnahme wurde endlich seine Muskelunruhe und die Incohärenz seiner Rede so gross, dass seine Freunde einen Arzt consultirten. Er war jedoch über dies Verfahren so sehr entrüstet, — er sei nicht krank, nur aufgeregt, — dass er nicht mehr in Würzburg bleiben wollte und sich entschloss, weil er nun beschimpft sei, — nach München abzureisen. Er ging zum Bahnhof, schrieb noch einen Abschiedsbrief an seine Freunde, besann sich aber plötzlich eines Anderen und kehrte in seine Wohnung zurück. Von hier wurde er ins Spital gebracht. — Ohne weiter zu fragen, ging er mit auf die Irrenabtheilung, erklärte da sogleich, er wisse wohl, wohin man ihn bringe, er sei aber nicht geisteskrank; sein Leiden sei allerdings ein seelisches und bestehe wesentlich in einer beständigen Aufregung und Unruhe. Sodann erzählte er seine Bibliotheksgeschichte, ohne mit ihr zu Ende zu kommen, fing immer wieder von vorne an, gab dazwischen Auskunft über sein früheres Leben, doch selten als directe Antwort auf die gestellten Fragen.

Sein ganzer Körper ist in beständiger Unruhe, der Kopf wird fortwährend nach den Seiten herumgeworfen, die Augenbrauen bald in die Höhe gezogen, bald gesenkt, der Mund geht bald herüber, bald hinüber, das Gesicht bildet oft die abscheulichsten Grimassen. Die Arme fahren während des Gespräches in der Luft umher, oder er trommelt auf dem Tisch, oder er schlägt sich an die Brust. Auch die einzelnen Finger sind in unaufhörlicher Bewegung. Ruhiges Sitzen und Stehen ist ihm gleichfalls unmöglich, gewöhnlich steht er auf einem Bein, mit dem andern scharrt er auf dem Boden, führt es durch die Luft oder reibt mit dem Fuss an dem feststehenden Bein. Er fühlt sich genirt durch diese Bewegungen, sagt, er könne Nichts dafür, sie seien unwillkürlich, und wenn man auf ihn Acht gebe, werde er noch unruhiger. So müsse er auch oft husten, ohne es unterdrücken zu können, und ihm das zu bereden sei daher unanständig von seinem Freunde gewesen.

«Sie glauben, das sei Veitstanz», fängt er plötzlich an, obgleich man ihm kein Wort davon gesagt, «Sie irren sich aber, das ist bloss mein zappeliges Wesen, ich hab es von meiner Mutter, und nur durch die Aufregung ist es jetzt so geworden.» Er erzählt dann, es sei ihm schon einmal auf dem Gymnasium derart ergangen, als er mit einen Mitschüler über einen theologischen Gegenstand disputirt, — damals haben ihn alle Bekannte ausgelacht und es sei rasch vorbei gewesen.

Die Bewegungen haben übrigens ausgeprägt den Character der Chorea. Neben den Grimassen des Gesichts und der Unruhe der Gliedmaassen zeigen sich auch die Athemmuskeln betheiligt, es kommt oft mitten im Gespräch eine forcirte tiefe Inspiration, die das Wort mitten abschneidet; zuweilen stösst P. auch unarticulirte Laute aus und Worte, welche nicht ins Gespräch gehören.

Characteristisch wird die Störung auch beim Schreiben. Nachdem man ihn bewogen hat, sich zu setzen, stösst er das Papier mehrmals hin und her, ergreift die Feder, wirft sie weg, ergreift sie wieder, dreht sie in den Händen herum und verschmiert sich mit Tinte, fängt dann plötzlich an zu schreiben in schiefen Linien und völlig unleserlichen Schriftzügen. Erst beim dritten Mal bringt er seinen Namen einigermassen deutlich zu Papier. Auf die Aufforderung noch irgend etwas Anderes zu schreiben, setzt er wieder mehrmals an und macht Hahnenfüsse. endlich schreibt er rasch die Worte: «Man merkt die Absicht und man wird verstimmt.» Auf die Frage, warum er grade das geschrieben, antwortet er, er wisse es nicht, es sei ihm in die Feder gekommen. Die anderen Kranken flössten ihm zuerst etwas Furcht ein, bald aber gewöhnte er sich an sie, blieb nun nicht mehr auf seinem Zimmer, fuhr zwischen den Anderen umher, singend und pfeifend, fragte sie nach ihren Namen und suchte ihnen zu beweisen, dass er kein Narr sei. Abends liess er sich bewegen, Chloral 1,5 zu nehmen, schlief erst nach mehreren Stunden ein, erwachte aber erst am Morgen.

Am folgenden Tage die choreischen Bewegungen noch mehr ausgeprägt. Im Gespräch ist der Kranke zwar zu fixiren, vermag vollkommen Auskunft zu geben, schweift aber immer bald ab, und bearbeitet seine bekannte Geschichte aufs Neue. Körperlich erklärt er sich für krank, sein Magen sei oft so geschwollen, dass er sich vor Schmerz habe winden und krümmen müssen.

In der That sieht P. schlecht aus, die Ernährung ist dürftig, die Gesichtsfarbe fahl, die Lippen sind blass. Er ist sehr klein, gracil und regelmässig gebaut. Schädel normal gebildet, Gesichtsausdruck, abgesehn von den Grimassen, intelligent. Augen lebhaft, Pupillen mittelweit, nicht different. Zunge belegt, sie wird auf Geheiss rasch hervorgeschleudert, zittert nicht, fährt aber hin und her. Die Untersuchung der Brustorgane ergibt nichts Abnormes. Herzdämpfung normal; Geräusche nicht vorhanden. Magengegend etwas aufgetrieben, empfindlich gegen Druck, sonst an Unterleib und Genitalien nichts Besonders. Der Kranke gibt zu, Onanie getrieben zu haben.

In den nächsten Wochen zeigte sich eine bedeutende Zunahme der Aufregung. P. begann zu zerreissen und zu zertrümmern, stritt sich unaufhörlich mit den übrigen Kranken, beschuldigte dieselben beständig als Urheber, war gegen das Wartepersonal gereizt. Er musste isolirt werden. Seine Exaltation steigerte sich zur vollständigen Tobsucht: — höchster Grad von Ideenflucht, fortwährendes Sprechen und Schreien — Zerstörungssucht, — Schmieren.

Choreaartiger Character der Bewegungen dabei noch gut zu erkennen, aber mehr zurückgetreten. Gesticulationen und Stellungen immer in eigenthümlich theatralischer Manier.

Behandlung längere Zeit hindurch kalte Abwaschungen mit nachfolgenden nassen Einreibungen, darauf aber keine wesentliche Aenderung. Darreichung von Opiaten und Chloralhydrat häufig nicht möglich und immer nur von vorübergehendem Erfolge.

Soweit das Journal. Herr Prof. Jolly fügt mir noch ergänzend hinzu, dass die Tobsucht mindestens noch zwei Monate angehalten habe und sich die Choreabewegungen niemals ganz verläugnet hätten, — am 3. Juli wurde P. als gebessert entlassen. Allem Anschein nach ist er wieder völlig gesund geworden, denn er hat später noch sein Pfarramt ausgefüllt. Hernach ist er an Lungentuberculose gestorben.

Lebenslauf.

Am 7. März 1855 wurde ich, F. W. Karl von den Steinen, Sohn von Sanitätsrath Dr. von den Steinen und Auguste von den Steinen, geb. Wetter, zu Mülheim an der Ruhr geboren.

Meine theure Mutter ist mir durch den Tod genommen worden, ehe ich sie kennend besass; bald darauf zog der Vater nach Düsseldorf und gewann uns Kindern in seiner zweiten Frau Julie, geb. Vorster eine neue, liebe Mutter. Beide wohnen daselbst noch jetzt in der frischen Gesundheit, die ein thätiges Leben verdient.

Nachdem ich zwei Jahre die Elementarschule besucht, trat ich 1863 in das von dem Herrn Director Dr. K. Kiesel geleitete Gymnasium ein und zolle besonders diesem ausgezeichneten Lehrer sowie den Herren Houben, Zippmann, Binsfeld, Schneider, Heyer ein dankbares Andenken. Im Herbst 1871 absolvirte ich das Abiturientenexamen.

Die beiden ersten Semester verlebte ich in Zürich, das zweite in Bonn, und im Sommer 1873 bezog ich die Universität Strassburg, welcher ich seitdem treu geblieben.

Hier bestand ich im Juli 1873 das Tentamen physicum, das Examen rigorosum am 30. Juli 1875.

Während dieser Zeit waren meine Lehrer die Herren Professoren und Doctoren:

in Zürich: Herm. Meyer, Lud. Hermann, Frey, Merz, Hofmeister, Scherr, Kinkel;

in Bonn: Pflüger, Max. Schultze, de la Valette, Kekulé, Sybel;

in Strassburg: Waldeyer, Jössel, Goltz, Baeyer, Hoppe-Seyler, de Bary, Schmiedeberg, von Recklinghausen, Leyden, Lücke, Gusserow, Wieger, Jolly, Laqueur, Kohts, Rabow, Girard, Zweifel, Friedländer, Raehlmann.

In den Osterferien 1874 habe ich sechs Wochen zum Studium der Psychiatrie in der Irrenanstalt Stephansfeld verbringen dürfen unter freundlichster Anleitung des Herrn Director Dr. Pelmann, des Herrn Dr. Stark und der Herren Doctoren Silomon und Schäfer.

Die Pflicht, diesen sämmtlichen Herren, welche ich hoch verehre, meinen aufrichtigsten Dank auszudrücken, gereicht mir zur grössten Freude; eine ganz specielle Schuld habe ich an Herrn Prof. Dr. Jolly abzutragen, dessen liebenswürdigste Unterstützung und Belehrung mir nie gefehlt hat.

Strassburg. Druck von H. L. Kayser, Pergamentergasse, 1.

FSC
www.fsc.org
MIX
Papier | Fördert
gute Waldnutzung
FSC® C083411

Zeitfracht Medien GmbH
Ferdinand-Jühlke-Straße 7
99095 Erfurt, Deutschland
produktsicherheit@kolibri360.de